Kirtika Kirtika
Reeta Jain
Gagandeep Kansal

Implantes corticobasais

Kirtika Kirtika
Reeta Jain
Gagandeep Kansal

Implantes corticobasais

ScienciaScripts

Imprint
Any brand names and product names mentioned in this book are subject to trademark, brand or patent protection and are trademarks or registered trademarks of their respective holders. The use of brand names, product names, common names, trade names, product descriptions etc. even without a particular marking in this work is in no way to be construed to mean that such names may be regarded as unrestricted in respect of trademark and brand protection legislation and could thus be used by anyone.

Cover image: www.ingimage.com

This book is a translation from the original published under ISBN 978-3-659-80266-9.

Publisher:
Sciencia Scripts
is a trademark of
Dodo Books Indian Ocean Ltd. and OmniScriptum S.R.L publishing group

120 High Road, East Finchley, London, N2 9ED, United Kingdom
Str. Armeneasca 28/1, office 1, Chisinau MD-2012, Republic of Moldova, Europe
Printed at: see last page
ISBN: 978-620-8-34761-1

Índice

Introdução

O sistema dentário, que é uma parte essencial da cavidade oral, ajuda na mastigação e na ingestão de nutrientes. A periodontite é a causa regular de perda de dentes nos pacientes, seguida de cáries dentárias, traumatismos, defeitos genéticos e doenças. A diabetes, o tabagismo e a periodontite foram identificados como factores de risco para a sobrevivência dos implantes dentários. A necessidade de restaurar a função e a estética devido à perda de dentes verifica-se principalmente em pacientes idosos. Vários estudos demonstraram o seu impacto negativo na qualidade de vida relacionada com a saúde oral dos pacientes. O traumatismo maxilofacial é também uma das principais razões que resultam na perda grave de tecidos moles e duros, levando a perturbações estéticas e funcionais, efeitos psicológicos adversos e redução da qualidade de vida. O tratamento do traumatismo maxilofacial exige uma abordagem interdisciplinar. A gestão de casos é complicada pela extensa perda de tecido, juntamente com o comprometimento da retenção, suporte e estabilidade de próteses prospectivas.

É necessário melhorar a eficácia dos procedimentos de reabilitação e de outras intervenções. Esta melhoria centra-se principalmente na simplificação dos procedimentos, na redução do número e extensão das intervenções, na redução do tempo necessário para o tratamento, na manutenção e melhoria da durabilidade e qualidade da reabilitação sem comprometer a segurança do paciente. O modo atual de tratamento de pacientes edêntulos é uma prótese removível, uma ponte fixa ou uma prótese fixa convencional / crestal / de superfície rugosa de duas peças baseada em implantes, dependendo da adequação do paciente, da acessibilidade e da experiência do operador. A implantologia dentária é única devido à sua capacidade de conseguir uma substituição ideal dos tecidos perdidos, independentemente da atrofia, doença ou lesão do sistema estomatognático. Este facto aumentou significativamente a aceitação das próteses implanto-suportadas por parte dos pacientes. No entanto, quanto maior for a destruição do sistema estomatognático, mais difícil é a tarefa de reabilitação. É um ramo específico da medicina dentária que se ocupa da reabilitação dos rebordos edêntulos com implantes Osseo integrados que suportam a prótese. Envolve um procedimento cirúrgico no qual um material aloplástico, ou seja, um implante dentário, é inserido cirurgicamente num rebordo ósseo residual, principalmente para servir de base protética. A base da implantologia é a osseointegração do implante no osso.

Os implantes dentários endo-ósseos são de dois tipos, com base no método de inserção no osso: a) Implantes crestais inseridos axialmente b) Implantes basais inseridos lateralmente.

Os implantes convencionais são inseridos no osso maxilar a partir dos alvéolos da crista, axialmente. A superfície de transmissão de carga é vertical e, quando existe uma altura e largura ósseas adequadas, proporciona um bom suporte para as próteses. Requer um suporte ósseo mínimo de 13-15 mm de comprimento e 5-7 mm de largura. As principais desvantagens dos implantes crestais são o facto de requererem um procedimento cirúrgico complexo, repartido por 2-3 consultas ao longo de um período de 3-6 meses. O afrouxamento do parafuso e a fratura na interface são outras complicações destes implantes. Este tipo de implantes não pode ser administrado a pacientes com complicações sistémicas como a diabetes mellitus, fumadores, periodontite crónica e em cristas atrofiadas. Têm de ser efectuados procedimentos de aumento do rebordo, como enxertos alveolares, reposicionamento do nervo, elevação do seio maxilar e elevação nasal, de modo a obter uma altura óssea adequada. Apesar das boas taxas de sucesso destes procedimentos, existe morbilidade no local do dador e do recetor, mau prognóstico, aumento do custo e do tempo de tratamento. As duas técnicas mais frequentemente utilizadas para as cristas atrofiadas são os mini-implantes dentários e os implantes basais.

A Implantologia Basal refere-se à inserção lateral de implantes em forma de disco no osso basal e, de um modo mais geral, à ancoragem de implantes no osso basal.

Yadav et al., (2015) definiram a implantologia basal, também conhecida como implantologia bicortical, como um sistema de implantologia moderno que utiliza a porção cortical basal dos ossos maxilares para a retenção dos implantes dentários, que são concebidos exclusivamente para serem acomodados nas áreas ósseas corticais basais.

Os implantes corticobasais são implantes que são osseofixados em áreas de osso cortical com a intenção de os utilizar num protocolo de carga imediata. O

"Consensus on Basal Implants" (2018) da International Implant Foundation aplica-se a estes implantes corticobasais.

O osso basal é definido como o tecido ósseo da mandíbula e da maxila subjacente aos processos alveolares. O osso basal está sempre presente ao longo da vida; é muito forte e constitui a parte que suporta o stress do nosso esqueleto. Os implantes dentários, quando colocados neste osso, também podem ser imediatamente carregados com dentes. A implantologia basal, também conhecida como implantologia bicortical, é um sistema de implantologia moderno que utiliza a porção cortical basal dos ossos maxilares para a retenção dos implantes dentários, que são concebidos exclusivamente para serem acomodados nas áreas de osso cortical basal. O osso basal fornece osso cortical de excelente qualidade para a retenção destes implantes únicos e altamente avançados. Uma vez que a implantologia basal inclui a aplicação das regras da cirurgia ortopédica, os implantes basais são também designados por "implantes ortopédicos". Estes implantes basais são também designados por implantes laterais ou implantes de disco.

O objetivo desta dissertação bibliográfica é lançar luz sobre o novo ramo da implantologia, denominado implantes basais, que constitui uma revolução no tratamento de espaços edêntulos com cristas atrofiadas.

Revisão da literatura

Kosinski T et al (2002), demonstraram a técnica cirúrgica utilizada na colocação do sistema de implantes Replace Select com carga imediata de 4 implantes estrategicamente colocados com uma ponte de compósito estável e fabrico final de coroas individuais. Demonstraram a reconstrução total do maxilar e da mandíbula parcial utilizando implantes dentários. Um paciente apresentava uma perda óssea periodontal significativa, dentes maxilares móveis, que tinham sido imobilizados durante vários anos, e mobilidade na região posterior direita e esquerda da mandíbula. O doente era diabético tipo II controlado e a sua hipertensão era tratada com vários medicamentos. A sua principal preocupação era a folga dos dentes superiores e o facto de os alimentos ficarem presos entre os dentes. O objetivo do tratamento era manter o máximo de dentição natural possível, substituir os dentes em falta imediatamente após a extração e criar uma experiência dentária positiva. A colocação de implantes dentários nas áreas dos alvéolos, seguida da colocação imediata de uma ponte provisória em compósito, permitiria atingir os seus objectivos. Os implantes mandibulares seriam deixados sem restauração durante a cicatrização. Foi efectuado um exame clínico e radiográfico minucioso. Existia uma largura e altura adequadas do osso para aceitar os implantes dentários. Os implantes foram colocados cirurgicamente imediatamente após as extracções e carregados com uma ponte provisória estável em compósito roundhouse. Após a osseointegração, os implantes foram restaurados de forma permanente com coroas individuais.

Garg et al (2017), procuraram avaliar a sobrevivência de implantes endo-ósseos IL e de implantes basais IL em maxilares atróficos com o objetivo de comparar a sobrevivência de implantes em maxilares atróficos para a reabilitação da boca completa durante um acompanhamento de 3 anos. Assim, decidiram realizar um estudo comparativo que descrevesse os resultados após 3 anos de implantes dentários endo-ósseos com carga imediata e retardada (DL) e o sucesso de implantes basais IL em maxilares edêntulos e alvéolos de extração para pacientes que necessitassem de uma prótese suportada por implantes de arcada completa. Foram colocados 52 implantes, ou seja, 34 implantes dentários endo-ósseos e 18 implantes dentários basais em pacientes que necessitavam de reabilitação total da boca em maxilares atróficos. O caso 1 incluiu um implante endo-ósseo tardio na maxila - 08 e um implante endo-ósseo tardio na mandíbula - 08. O caso 2 incluiu um implante imediato endo-ósseo na maxila - 05 e um implante imediato endo-ósseo na mandíbula - 05. O caso 3 incluiu um implante imediato basal na maxila - 04 e um implante imediato basal na mandíbula - 06. O caso 4 incluiu um implante endo-ósseo tardio na maxila - 08 e um implante basal imediato na mandíbula - 08. A avaliação intra-operatória foi efectuada em relação à dor, tempo operatório e estabilidade do implante primário. A avaliação pós-operatória foi efectuada com base nos seguintes parâmetros: 1. Dor - escala visual analógica 2. Infeção - presente/ausente 3. Radiografia de sucesso do implante - ortopantograma 4. Satisfação do paciente - Grau 0-10. O acompanhamento pós-operatório foi efectuado ao fim de 1 semana, 1, 3, 12 e 36 meses. Foi sentida uma maior quantidade de dor intra e pós-operatória com implantes basais imediatos. Os autores concluíram que os clínicos devem atender aos pedidos dos pacientes e, por isso, concordam com alguns autores sobre a necessidade de utilizar técnicas minimamente invasivas e evitar, sempre que possível, problemas estéticos ou funcionais associados ao uso de próteses removíveis após extracções dentárias.

Ghalaut P et al (2019) relataram um caso de reabilitação de boca completa num paciente severamente comprometido periodontalmente, no qual foram inseridos dezoito implantes basais de peça única e funcionalmente carregados com próteses parciais fixas retidas por cimento, tanto na maxila como na mandíbula. Os implantes basais foram carregados imediatamente, tendo sido obtidos excelentes resultados. A perda óssea foi medida e os valores foram registados imediatamente após a colocação do implante e após 6 meses. Concluíram que a carga imediata de implantes basais pode ser efectuada quando estes são colocados no osso cortical denso, uma vez que atingem uma estabilidade primária elevada. A região anterior do maxilar que envolve o pavimento nasal proporciona mais estabilidade do que a ancoragem oferecida por qualquer outra parte da região maxilar. Obtiveram uma excelente estabilidade primária ao longo das superfícies verticais dos implantes BCS, sem necessidade de corticalização. Por conseguinte, podem ser utilizados tanto para colocação imediata como para carga imediata.

Anuradha M et al (2020), avaliaram clínica, radiográfica e funcionalmente os resultados de implantes basais de carga imediata em pacientes com rebordos alveolares comprometidos. Foi incluído no estudo um total de 18 indivíduos sistemicamente saudáveis (9 homens e 9 mulheres) com osso comprometido com pouca quantidade ou qualidade. Foi colocado um total de 57 implantes, dos quais 26 implantes foram colocados na maxila e 31 implantes na mandíbula. Todos os pacientes foram avaliados quanto à estabilidade primária e secundária, dor, níveis ósseos peri-implantares utilizando IOPA com grelha e CBCT, hemorragia, supuração, índice de hemorragia sulcular, complicações protéticas e satisfação do paciente em intervalos de tempo especificados. Os parâmetros foram comparados entre os grupos. Os dados recolhidos foram analisados exaustivamente utilizando o software SPSS. Os autores concluíram que os implantes basais podem desempenhar um papel vital na reabilitação de pacientes, quando a qualidade e/ou quantidade de osso está comprometida e são necessários procedimentos de aumento adicionais para a colocação de implantes convencionais em forma de raiz.

Chakranarayan A et al (2020), tiveram como objetivo avaliar a eficácia do implante BECES corticobasal estratégico na gestão de vários casos edêntulos. Colocaram um total de 265 implantes BECES de março de 2017 a fevereiro de 2018. Geriram uma variedade de casos, desde reabilitações de boca completa, segmentos e perda de um único dente. Avaliaram os resultados após um período de um ano. Concluíram que o SCI é muito versátil na gestão de casos edêntulos com uma taxa de falhas e complicações incrivelmente baixa.

Awadalkreem F et al (2020) tiveram como objetivo avaliar o efeito da protrusão de um implante BECES® no interior dos seios nasais e maxilares e investigar o efeito da profundidade de penetração na saúde peri-implantar e na taxa de sobrevivência do implante. Quarenta e nove implantes BECES® foram inseridos no maxilar de pacientes que apresentavam cristas severamente reabsorvidas. Foram excluídos os pacientes com historial de sinusite ou terapêutica com bifosfonatos. Foram obtidos exames de tomografia computorizada de feixe cónico (CBCT) pré-operatórios para todos os pacientes. Todas as imagens foram analisadas em condições padronizadas. Os implantes foram colocados sob anestesia local infiltrativa. A osteotomia do implante foi efectuada com uma broca com irrigação abundante, seguida de penetração cortical, administração de 2 ml de Betadine 5% e colocação do implante. Foi conseguida uma elevada estabilidade primária e testada com a técnica de torque inverso. Os pacientes foram agendados para exames clínicos e radiográficos de acompanhamento com 1 semana e 3, 6, 12 e 18 meses. Verificou-se que quarenta e nove implantes penetraram nas cavidades nasais e do seio maxilar. A idade média dos pacientes era de 63,6 ± 14,22 anos. As radiografias pós-operatórias imediatas (baseline) revelaram que 4 (8,16%) dos 45 implantes que tinham penetrado nas cavidades nasais e sinusais tinham atingido o fundo do seio sem romper a membrana; a profundidade de penetração foi≥4 mm para 20 implantes (44,44%) e <4 mm em 25. Nenhum dos pacientes apresentou quaisquer sinais ou sintomas de rinite ou sinusite durante o acompanhamento. De acordo com a escala de avaliação da saúde do implante,[39] todos os pacientes apresentavam uma saúde óptima no seguimento de 18 meses, sem dor ou sensibilidade na função, sem (zero) mobilidade, não mais de 2 mm de perda óssea radiográfica desde o início e sem história de exsudados. Com base na avaliação clínica e radiográfica dos pacientes deste estudo, concluíram que a protrusão de um implante BECES® nos seios nasais ou maxilares não compromete o sucesso ou a taxa de sobrevivência do implante nem a saúde dos seios nasais.

Mostafa M. Omar et al (2020) avaliaram o novo desenho dos implantes basais na mandíbula posterior e a carga imediata. Foram colocados 15 implantes em 8 pacientes na mandíbula posterior, com idades compreendidas entre os 21 e os 40 anos. Os pacientes foram selecionados sem doenças sistémicas, uma vez que estas podem complicar o procedimento cirúrgico ou o processo de cicatrização do implante. Também foram selecionados pacientes sem hábitos parafuncionais, tais como bruxismo e cerramento. Os fumadores inveterados também foram excluídos deste estudo. Neste estudo, foram utilizados implantes dentários basais com roscas largas e afiadas. A sua capacidade de se envolver com o osso cortical proporciona uma elevada estabilidade primária, que é a chave para o sucesso do implante. Os comprimentos dos implantes variaram de 8,0 a 12 e o diâmetro variou de 3,5 a 4,5 mm. Muitos estudos demonstraram o efeito da forma das roscas no sucesso dos implantes dentários. A forma das roscas tem um efeito direto na distribuição da tensão. Os implantes com roscas mais largas, devido ao aumento da superfície de contacto do implante com o osso, causam mais estabilidade, enquanto os implantes com roscas mais pequenas e comprimento de passo mais curto causam mais tensão no osso. O maior número de roscas é tão influente como a profundidade das roscas, uma vez que resulta numa maior área de superfície funcional. Concluíram que o implante dentário basal recentemente concebido com roscas afiadas permite obter uma elevada estabilidade primária e carga imediata.

Ihde Antonina et al (2021), descreveram diferentes métodos de colocação de implantes orais cortico-basais em diferentes áreas do osso maxilar e do esqueleto maxilofacial. Os implantes utilizam o método de "osseofixação" em vez de "osseointegração" para alcançar uma estabilidade primária e funcional. O conceito da tecnologia permite uma carga funcional imediata. Descreveram 16 métodos e submétodos que têm sido objeto de observação e testes extensivos e que são aprovados pelo Conselho da International Implant Foundation.

Patel K et al (2021) efectuaram uma avaliação prospetiva da viabilidade da colocação de implantes basais estratégicos na prática clínica, juntamente com os seus méritos e deméritos. Avaliaram o protocolo de carga funcional imediata utilizando a tecnologia de implantes basais estratégicos para próteses fixas de arco completo e próteses de dentes segmentares. Colocaram cerca de 157 implantes basais de vários desenhos em 10 pacientes, dos quais quatro falharam. Concluíram que a taxa de sobrevivência dos implantes basais era de 97,5%. Uma vez que os implantes basais obtiveram apoio do osso cortical, a sua aplicação em doentes com diabetes, tabagismo e periodontite agressiva é mais fácil e tem um melhor prognóstico. Os implantes basais sobrevivem igualmente bem no alvéolo de extração. Não se registaram diferenças estatisticamente significativas na sobrevivência de vários designs de implantes basais (BECES, BECES N, BECES EX e KOC). A junção tubérculo-pterigoide, o osso palatino e o osso interforaminal proporcionam uma boa ancoragem cortical para a colocação do implante. Uma vez que o paciente recebe a prótese com carga oclusal no prazo de 72 horas, os protocolos de implantologia basal estratégica foram facilmente aceites pelos pacientes.

Lazarov AB (2022), teve como objetivo examinar os aspectos essenciais da Qualidade de Vida relacionada com a Saúde Oral após o Tratamento com Implantes Corticobasais em relação à periodontite avançada, diabetes controlada, tabagismo regular e em comparação com um grupo de controlo sem estes factores de risco. Duzentos e vinte e sete pacientes adultos preencheram um questionário pós-operatório. O impacto dos factores de risco no pós-tratamento dos pacientes foi examinado através de uma análise de regressão múltipla. Os dados emparelhados foram analisados através do teste de Wilcoxon. Os seus resultados fornecem provas de que o tratamento com implantes corticobasais é um método eficaz para restaurar as funções orais, a auto-confiança e o bem-estar psicológico dos pacientes com uma baixa taxa de queixas pós-operatórias. As conclusões têm implicações diretas para a prática clínica, assegurando aos pacientes com periodontite, diabetes e fumadores que os implantes corticobasais são uma opção de tratamento adequada com os mesmos benefícios para a sua qualidade de vida e saúde oral que os pacientes sem estes factores de risco.

Awadalkreem F et al (2022), teve como objetivo tratar os pacientes com traumatismo maxilofacial utilizando próteses fixas corticobasais suportadas por implantes. O estudo prospetivo foi realizado de acordo com os critérios do Preferred Reporting of Case Series in Surgery 2020. Três homens (21-31 anos de idade) foram encaminhados para o departamento de prótese dentária, na sequência de um traumatismo dentoalveolar causado por um acidente rodoviário, sem qualquer historial médico ou familiar relevante. O plano de tratamento aprovado envolveu a inserção de implantes corticobasais (BCS®, Dr. Ihde Dental AG, Suíça) para suportar uma prótese reconstrutiva fixa suportada por implantes com carga imediata. Todas as inserções de implantes foram efectuadas e a parte protética foi realizada. Concluíram que a reabilitação de pacientes com traumatismo maxilofacial é um desafio e requer a colaboração entre especialistas médicos e dentários, e que as próteses suportadas por implantes corticobasais são uma modalidade de tratamento viável para a reabilitação de pacientes com traumatismo maxilofacial, com uma taxa de sucesso e um nível de satisfação alegadamente elevados.

Vajdi Mitra G et al (2023), tinham como objetivo avaliar o grau de compatibilidade do implante basal com os rebordos traumaticamente comprometidos. O objetivo desta investigação era determinar se os implantes basais poderiam ser utilizados com sucesso para restaurar rebordos traumatizados na maxila e na mandíbula. Onze indivíduos com idades compreendidas entre os 20 e os 55 anos participaram no ensaio, tendo sido utilizado um total de 30 implantes. Todos os pacientes foram avaliados relativamente à dor, à saúde dos tecidos moles à volta do implante basal e à satisfação do paciente, com acompanhamento ao terceiro dia e aos três e seis meses de pós-operatório. Foi colocado um total de 30 implantes em 11 participantes com idades compreendidas entre os 20 e os 55 anos para o ensaio. A idade média do paciente era de 27,72 ±8,83 anos. Todos os pacientes foram avaliados relativamente à dor, à saúde dos tecidos moles à volta do implante basal e à satisfação do paciente no terceiro dia e aos três e seis meses de pós-operatório. A alteração do nível ósseo marginal foi comparada através de radiografias efectuadas no pré-operatório e aos seis meses de pós-operatório. Todos os pacientes relataram a sua satisfação no terceiro dia e aos três e seis meses após o procedimento. A dor foi medida utilizando uma EVA que variava de 0 a 10. O escore médio de dor foi de 2,00 ±1,15 no terceiro dia, 0,40 ±0,84 aos três meses e 0,00 ±0,00 aos seis meses de pós-operatório. O teste ANOVA de medidas repetidas mostrou uma diferença significativa entre os escores com um valor F de 24,38 e um valor de p de 0,001. A comparação da dor entre os diferentes períodos de tempo foi feita por meio do teste post hoc de Bonferroni, que mostrou uma redução significativa da dor entre o terceiro dia e o terceiro mês e entre o terceiro dia e os seis meses; no entanto, a diferença entre os escores de dor aos três meses e aos seis meses não foi significativa. A saúde dos tecidos moles foi medida através do índice gengival de Loe e Silness, que varia de 0 a 3. A pontuação média do índice gengival dos pacientes foi de 1,30 ±0,48 no terceiro dia, 0,10 ±0,31 aos três meses e 0,00 ±0,00 aos seis meses de pós-operatório. O teste ANOVA de medidas repetidas mostrou uma diferença significativa entre os escores com um valor F de 42,81 e um valor p de 0,001. O teste t pareado mostrou uma diferença significativa entre os escores com um valor t de 5,25 e um valor de p de 0,001. Concluíram que podem desempenhar um papel importante na reparação de maxilares atrofiados com qualidade ou quantidade óssea diminuída. No entanto, uma metodologia mais precisa de colocação dos implantes basais através de stents cirúrgicos melhorados pode proporcionar resultados muito melhores.

Kannan K et al (2023) colocaram implantes basais em 4 pacientes na região anterior da mandíbula. Os pacientes foram avaliados no pré-operatório utilizando registos médicos e dentários anteriores, uma história de caso completa e um exame radiográfico pré-operatório. Os pacientes foram informados sobre as várias opções de tratamento. Depois de os pacientes concordarem com o procedimento, foi obtido o consentimento. Foi colocado um total de 8 implantes na região anterior da mandíbula de 4 pacientes. Com base nos resultados dos relatórios de casos, obtiveram-se taxas de sucesso de 100% após um período de acompanhamento de 3 meses. Concluíram que os implantes basais no segmento anterior inferior são uma opção de tratamento rápida e altamente bem sucedida para pacientes com dentes anteriores inferiores em falta, em comparação com próteses parciais fixas ou amovíveis. Esta técnica é altamente sensível e requer a experiência de uma equipa de implantes dentários para uma execução adequada. A seleção adequada do caso, o plano de tratamento, o acompanhamento e os protocolos protéticos adequados são as chaves para o sucesso.

Hassan et al (2023), investigaram a eficácia e a segurança da implantação dentária na proximidade de lesões hiperdensas. Decidiram colocar o implante basal (KOC Plus), fixando-o na lesão e permitindo a osteointegração. A colocação do implante basal teve inúmeras vantagens. Reduziu a duração da terapia e evitou a necessidade de procedimentos adicionais.

História e fundamentação dos implantes basais

Os dentistas alemães e franceses foram os pioneiros dos implantes basais. O primeiro desenho de implante endosteal com uma via de inserção lateral foi concebido em Itália por Lobello. Tinha um disco e um pino roscado que eram inseridos separadamente por uma via de inserção lateral que ganhava a sua estabilidade a partir do osso cortical interno e externo, ligados com a ajuda de um parafuso. O primeiro implante de peça única foi desenvolvido e utilizado pelo Dr. Jean-Marc Julliet em 1972. Mais tarde, em 1975, o Dr. Clunet Coste fabricou a técnica do implante unitário em forma de T. A empresa Eugen Kuhlman e a sua filial Zerca comercializaram estes implantes. Como não são produzidas ferramentas de corte homólogas para este implante, a sua utilização é bastante exigente. Em meados dos anos 80, o dentista francês Dr. Gerard Scortecci inventou um sistema de implante basal melhorado. Juntamente com um grupo de cirurgiões-dentistas, desenvolveu os implantes Disk-implants. Desde meados da década de 1990, um grupo de dentistas na Alemanha desenvolveu novos tipos de implantes e ferramentas mais adequadas, com base nos sistemas Disk-implant. Estes esforços deram origem ao desenvolvimento dos modernos implantes BOI (Basal Osseointegrated Implant) ou implantes basais laterais. Neste desenho, a transmissão de carga deveria ocorrer tanto na parte vertical como na parte basal do implante.

Em 1997, o Dr. Stefan Idhe melhorou os implantes basais, transformando-os num sistema integrado Basal Osseo, também designado por implantes basais laterais. Estes implantes tinham uma forma redonda com superfícies rugosas. O Dr. Stefan Idhe modificou ainda mais estes implantes, substituindo a placa de base redonda por arestas, que impediam a rotação precoce dos implantes antes da osseointegração. Em 1999, o eixo vertical do implante foi polido para reduzir a mucosite e a peri-implantite. Pouco depois, em 2002, Robert Streel forneceu os implantes à prova de fratura com áreas de flexão no eixo vertical.

Ao longo dos anos, os implantes basais foram melhorados para um implante de peça única com uma superfície polida que ajudou a reduzir a peri-implantite. Este desenho proporcionou elasticidade suficiente para o desenvolvimento e estimulação funcional do osso. A partir de 2003, os implantes basais foram produzidos com superfície polida. Os implantes laterais foram novamente modificados em 2005, passando de modelos cimentados a modelos aparafusáveis.

O conceito de implantologia basal tem origem na presença de duas partes distintas do osso maxilar

a) O alvéolo dentário, também designado por osso da crista.

b) Osso basal

O osso alveolar, também conhecido como osso da crista, no qual estão presentes os dentes, é a porção óssea menos densa da mandíbula. Está exposto a infecções causadas por patologias dos dentes, lesões e factores iatrogénicos. O osso alveolar ou crestal começa gradualmente a ser reabsorvido e regride quando os dentes são perdidos. O osso que acaba por permanecer após a regressão do osso alveolar na sequência da perda de dentes é o osso basal, que se encontra abaixo do osso alveolar. O osso basal é definido como o tecido ósseo da maxila e da mandíbula, exceto o processo alveolar. O osso basal é densamente corticado, com menor suscetibilidade a infecções e reabsorção, e oferece um excelente suporte para a ancoragem de implantes. Quando comparado com os implantes convencionais colocados no osso alveolar, o osso basal é menos propenso à reabsorção óssea devido à sua estrutura altamente densa e à capacidade de carga.

Assim, a justificação para a utilização de implantes basais é o facto de o osso cortical ser mais resistente à reabsorção, o que teve origem na ortopedia, pelo que os implantes basais são também designados por implantes ortopédicos.

Anatomia do osso

Caraterísticas dos maxilares humanos, estas estruturas ósseas complementares estão correlacionadas com a presença ou ausência de dentes e do seu aparelho periodontal.

O osso alveolar situa-se acima do osso basal, sem quaisquer pontos de referência anatómicos visíveis. O osso alveolar está ligado aos dentes através do ligamento periodontal, que possui um denso fornecimento de sangue, vasos linfáticos e nervos. O ligamento periodontal e os fluidos relacionados representam um sistema mecano-hidráulico de absorção de choque. Este aparelho sofisticado é também a via para os mecanorreceptores envolvidos na propriocepção e está diretamente ligado ao cérebro através do nervo trigémeo. O osso alveolar pode desaparecer progressivamente na sequência de uma doença periodontal, de uma extração dentária ou de um traumatismo e pode ser drasticamente reduzido em caso de agenesia.

O osso alveolar também é capaz de seguir o trajeto do dente durante os movimentos ortodônticos, enquanto um implante osteointegrado diretamente ancorado no osso permanece no lugar e não se move.

Osso **basal** O osso esquelético que permanece após a perda dos dentes e a reabsorção completa da crista alveolar é designado por osso basal. Esta estrutura óssea tem uma renovação muito baixa (dez vezes menos do que o osso alveolar) e é altamente sensível a lesões térmicas e infecções. Para além do volume ósseo reduzido e das diferenças extremas de densidade consoante o sector (D1 na zona mental mandibular versus D4 na maxila posterior), o osso basal tem um fornecimento de sangue limitado.

Nos maxilares atróficos, por exemplo, a principal fonte de sangue é a camada interna do periósteo. Isto explica porque é que a manutenção de condições assépticas durante a cirurgia, o manuseamento cuidadoso do periósteo, a irrigação profusa com soro fisiológico durante a osteotomia lateral e a estabilidade primária são de extrema importância para a cicatrização óssea após a instalação do implante basal.

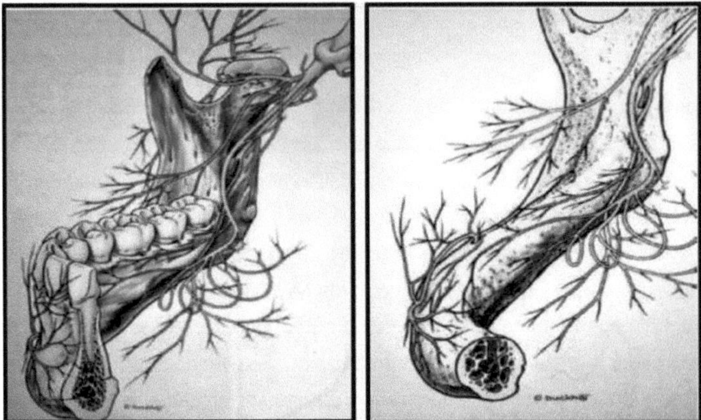

Fig.1: Fornecimento de sangue ao osso alveolar.

Em 1988, Misch definiu quatro grupos de densidade óssea independentes das regiões dos maxilares, com base nas caraterísticas macroscópicas do osso cortical e trabecular.

Os quatro tipos macroscópicos de osso são:

1. Cortical densa
2. Cortical poroso
3. Trabecular grosseiro
4. Trabecular fino.

Classificação da densidade óssea dada por MischZScortecci - 1988

Osso D1: Osso cortical denso com muito pouca espongiosa no seu interior

Osso D2: Placa óssea cortical densa e espessa e osso trabecular grosseiro no interior

Osso D3: Placa óssea cortical fina e osso trabecular fino no interior

Osso D4: Osso trabecular gordo sem córtex

Osso D5: Osso imaturo, não mineralizado

A região anterior da mandíbula tem maior densidade óssea do que a maxila, enquanto a região posterior da mandíbula tem menor densidade óssea em comparação com a região anterior.

A menor densidade óssea é observada na região posterior do maxilar.

Densidade óssea determinada pelo sentido tátil: A densidade do osso é descrita através da comparação com materiais de densidade variável.

O osso D1 é semelhante a uma perfuração em madeira de carvalho ou de ácer.

O osso D2 é semelhante à sensação tátil de perfurar o pinho branco ou o abeto.

D3 é semelhante a perfurar madeira de balsa.

O osso D4 é semelhante a uma perfuração em esferovite.

Densidade óssea por localização:

A densidade óssea D1 pode ser encontrada na mandíbula anterior da Divisão A de um doente parcialmente desdentado de Classe IV de Kennedy com uma história de parafunção e extracções recentes.

A densidade óssea D2 é a densidade óssea mais comum observada na região anterior da mandíbula. Mais de 2/3 dos indivíduos têm este tipo de densidade óssea.

A densidade óssea D3 é muito comum no maxilar. Mais de metade dos doentes têm osso D3 na arcada superior.

O osso mais macio, D4, é mais frequentemente encontrado nos maxilares posteriores (aproximadamente 60%), especialmente nas regiões molares ou após um aumento de enxerto sinusal (onde quase dois terços dos pacientes têm osso D4, enquanto que, no maxilar anterior, o osso D4 é visto em menos de 10% das vezes.

Densidade óssea radiográfica e forma anatómica 3D:

A classificação da densidade óssea de Misch pode ser avaliada em imagens de TC por correlação com uma gama de unidades Hounsfield.

D1: >1250 unidades Hounsfield

D2: 850-1250 unidades Hounsfield

D3: 350-850 unidades Hounsfield

D4: <350 unidades Hounsfield

Objectivos da Implantologia Basal

Os principais objectivos da implantologia basal são;

1. Para restabelecer as funções vitais,
2. Para manter a higiene e
3. Restaurar a estética em situações anatómicas difíceis através de procedimentos minimamente invasivos.

Os implantes basais têm sido uma abordagem eficaz para as cristas atrofiadas, em vez da utilização de implantes em forma de raiz, que requerem várias modificações da morfologia óssea utilizando procedimentos de enxerto. No entanto, em condições complexas, o enxerto ósseo e a ROG também são utilizados com implantes basais para aumentar o volume ósseo.

Classificação dos implantes basais

Existem quatro tipos básicos de implantes basais disponíveis:

1. Forma de parafuso
2. Formulário de disco
3. Forma de placa
4. Outros formulários

Todos os tipos podem ainda ser classificados em:

I. Forma de parafuso

a. Desenho do parafuso de compressão (Implante KOS)

b. Desenho de parafuso bi-cortical (implante BCS)

c. Design de parafuso de compressão + parafuso bi-cortical (implante KOS Plus)

II. Forma de disco Implante Basal Osseointegrado (BOI) / Implante Trans-Osseo (TOI) / Implante Lateral:

1) De acordo com a ligação do pilar

i. Implante de peça única.

ii. Ligação roscada externa.

iii. Ligação roscada interna

  a) Hexágono externo.

  b) Octógono externo.

2) De acordo com o desenho da placa basal

i. Discos basais com bordos angulosos.

ii. Discos basais com bordos planos também designados por implante tipo S.

3) De acordo com o número de discos:

i. Disco único.

ii. Disco duplo.

iii. Disco triplo.

III. Forma de placa

a. Implante BOI-BAC.

b. Implante BOI-BAC2.

IV. Outros formulários

a. Implante TPG (Tuberopterygoid).

b. Implante ZSI (Parafuso Zygoma)

TIPOS DE IMPLANTES BASAIS

Existem dois tipos de implantes basais que são especificamente concebidos para utilizar o osso cortical forte do maxilar. São eles:

A) Implantes Basal Osseo integrados (BOI)

B) Implantes de parafusos corticais basais (BCS)

A) Implantes basais integrados Osseo:

Estes implantes são também conhecidos como implantes laterais. São colocados lateralmente no osso do maxilar e confinados ao osso cortical. Estes implantes são específicos da área e a carga é transmitida principalmente aos segmentos horizontais. Existem dois tipos, consoante a área em que são utilizados.

I. Implantes anteriores:

Se existir espaço vertical suficiente, são utilizados dois implantes de disco com discos crestal e basal. O disco basal tem um diâmetro de 9 ou 10 mm, enquanto o disco crestal tem 7 mm de diâmetro. A placa (disco) crestal e basal dos implantes multidisco utilizados para implantes osseointegrados basais têm funções diferentes. O objetivo dos implantes crestais é proporcionar estabilidade até que os discos basais estejam completamente ossificados para a sua capacidade de carga. Quando a inserção de discos duplos falha devido à falta de osso disponível, é colocado um implante Osseo integrado basal de disco único com 7-9 mm de diâmetro e comprimento do eixo entre 813,5 mm.

II. Implantes posteriores:

Nos segmentos posteriores do maxilar, são utilizados implantes de forma quadrada. Os implantes têm um disco de 9 a 12 mm ou 10 a 14 mm com hastes de 10 a 13,5 mm de comprimento, consoante a dimensão vertical pretendida e o osso horizontal disponível. A inserção de um implante infra-nervoso é efectuada quando a altura vertical do osso acima do nervo é de apenas 2 mm. O disco é colocado por baixo do nervo com o suporte de rosca localizado ao lado do nervo.

B) Implantes de parafusos corticais basais:

Os implantes de parafusos bicorticais são implantes sem retalho que são colocados diretamente através da gengiva, tal como um implante convencional, sem qualquer corte. Os parafusos bicorticais (BCS) também são considerados implantes basais, uma vez que estes implantes transmitem a carga das forças mastigatórias em profundidade para o osso cortical. transmitem cargas apenas para o osso cortical profundo oposto, o que significa que praticamente todos os doentes podem ser tratados sem enxerto ósseo. Uma vez que o enxerto ósseo é evitado, os grupos de risco, como os fumadores e os diabéticos, podem receber estes implantes com sucesso. A ancoragem cortical rigorosa do implante garante a transmissão segura da carga e a osteointegração. A colocação do implante é minimamente invasiva. O colo deste implante pode ser dobrado para tornar paralelas várias cabeças de implante para assentamento passivo da prótese e também para assentar a prótese na linha de oclusão mais adequada. Proporcionam elasticidade inicial e apresentam uma menor suscetibilidade à peri-implantite, uma vez que o diâmetro de penetração da mucosa é reduzido e a superfície altamente polida.

Partes e morfologia dos implantes basais

PARTES DE IMPLANTES BASAIS

Os implantes basais são implantes de peça única em que o implante e o pilar estão presentes como uma unidade. Isto minimiza os problemas que ocorrem devido à interface implante-pilar. Os implantes basais têm 3 partes principais: Corpo, pescoço e superfície

Corpo: O corpo do implante é fino com roscas largas, o que ajuda a aumentar a área de contacto do implante com o osso e aumenta a vascularização à volta do implante.

Colo: A parte que liga o implante e o seu pilar é designada por colo do implante. O pilar pode ser dobrado num ângulo de 15-25 graus, dependendo do comprimento do implante.

Superfície: A superfície do implante basal é polida, o que evita a acumulação de placa bacteriana e bactérias.

MORFOLOGIA DOS IMPLANTES BASAIS

Os implantes BOI e BCS atualmente produzidos têm uma superfície lisa e polida, uma vez que se verificou que as superfícies polidas são menos propensas a inflamações do que as superfícies rugosas. Os implantes KOS e KOS Plus têm uma superfície tratada e o colo do implante é mantido altamente polido nos implantes KOS e KOS Plus. No implante KOS Plus, a parte do parafuso cortical basal também é fortemente polida.

A. Morfologia do implante BOI

Para aumentar a resistência do implante, o implante BOI é fabricado em titânio puro ou numa liga de titânio e molibdénio. Estes implantes podem ser de peça única ou de duas peças. As partes do implante BOI são as seguintes

a. **Peça do pilar:** A parte do pilar é cónica e permanece exposta na cavidade oral nos implantes BOI de uma só peça, enquanto que nos implantes BOI de duas peças a parte do pilar pode ser um parafuso roscado externo ou interno com uma plataforma de restauração hexagonal ou octogonal externa.

b. **Parte do pescoço:** A porção que se encontra diretamente por baixo da porção do pilar é o colo. Esta porção pode ou não ser constringida em diâmetro; a constrição proporciona uma melhor adaptação gengival pós-cicatrização e, além disso, reduz a rigidez e permite uma flexão de 15°-25°.

c. **Eixo vertical**: Esta parte liga todos os componentes do implante. O eixo é mantido liso e polido para evitar a acumulação de placa e a inflamação; também pode ser elástico ou rígido, dependendo do diâmetro e do tipo de titânio utilizado. A haste vertical tem normalmente 10 - 13,5 mm de comprimento e é puramente uma peça de suporte de carga.

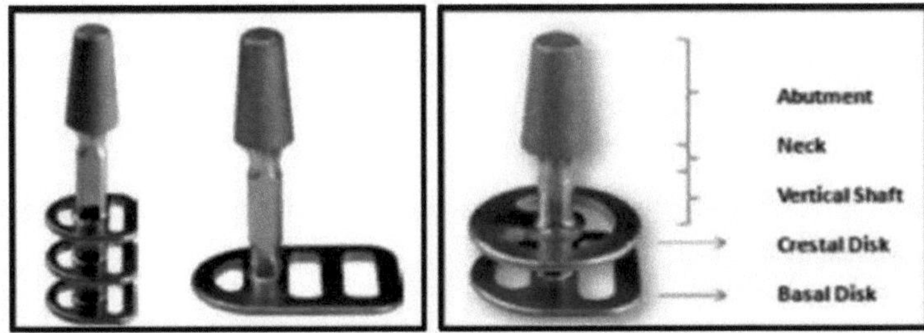

Fig. 2: Implantes de forma de disco simples, duplo e triplo

d. **Disco Crestal**: É o primeiro disco do implante. É designado por disco crestal porque se encontra no osso crestal. Este disco tem dois objectivos, ou seja, imediatamente após a colocação do implante, este disco fornece e mantém a resistência e a estabilidade primárias e, após a osteointegração, este disco converte-se num componente de suporte e distribuição de carga.

e. **Disco basal**: É o segundo disco na base do implante e é a última parte do corpo do implante. Também é polido e é uma peça de suporte e distribuição de carga. A parte do eixo ligada ao disco basal é elástica e também pode ser dobrada entre 15° e 25°. A distância entre os discos crestal e basal é maioritariamente de 5 mm.

B. Morfologia do implante BCS

Trata-se de implantes de peça única concebidos de forma semelhante ao implante BOI, com variações na porção do pilar e do implante. O pilar do implante BCS pode ser cónico reto, cónico angulado e pilares Multi-Unit. O implante BOI é composto por discos na porção do implante, ao passo que o implante BCS tem parafusos de corte de diâmetro largo que ajudam a encaixar as placas corticais vestibulares e palatinas/lingual e, inicialmente, proporcionam estabilidade primária e capacidade de suporte de carga ao implante e, posteriormente, actuam como componente de suporte e distribuição de carga. Estes implantes são também fortemente polidos e são implantes sem retalho com um diâmetro de penetração na mucosa muito pequeno.

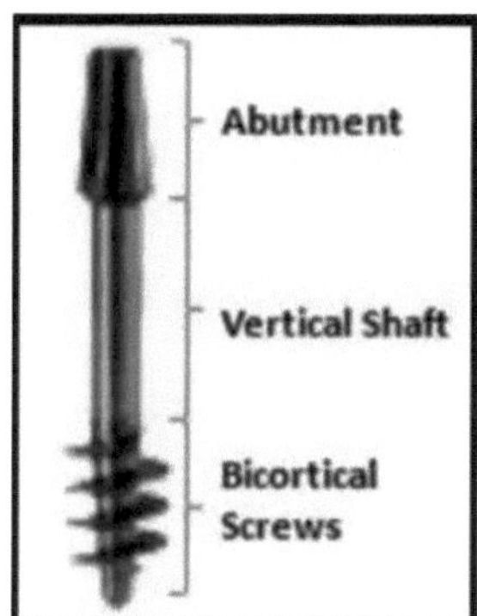

Fig. 3: Desenho do parafuso bi-cortical

B. Morfologia dos implantes KOS e KOS Plus

Estes implantes são implantes de peça única e são fabricados em liga de titânio molibdénio ou titânio-alumínio-vanádio. Estes implantes são concebidos como parafusos de compressão, ou seja, quando são aparafusados no osso, comprimem o osso esponjoso que rodeia o implante para formar um osso mais compacto e denso.

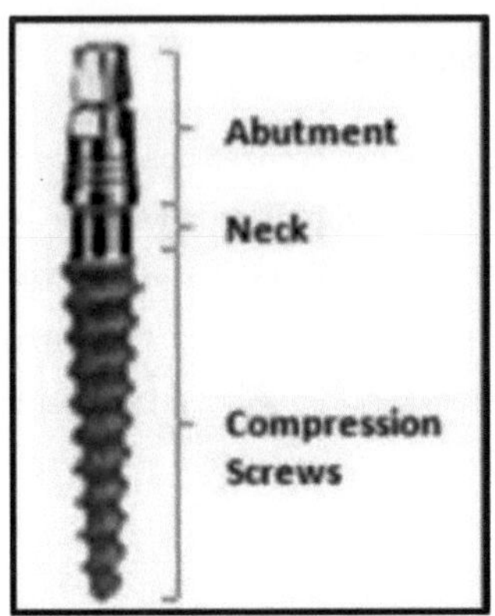

Fig.4: Desenho do parafuso de compressão (implante KOS)

i. Pilar: Esta é a plataforma de restauração dos implantes e fica exposta na cavidade oral. Estes implantes oferecem uma grande variedade de opções de pilares que são:

a. Pilares rectos cónicos para coroas cimentadas, este pilar pode também ter uma micro-ranhura vertical que serve como caraterística anti-rotativa.

b. Pilares angulares cónicos.

c. Pilares de localização.

d. Pilares esféricos.

e. Pilares de várias unidades.

ii. Pescoço: Esta parte do implante é altamente polida e é apertada para ajudar numa melhor adaptação gengival e para desencorajar a acumulação de placa bacteriana. O colo do implante pode ser dobrado de 15° a 25°.

iii. Implante: Esta parte do implante tem as roscas que têm uma estrutura larga e voltas largas, o que lhes permite aplicar forças de compressão no osso esponjoso e convertê-lo num osso mais denso do tipo cortical.

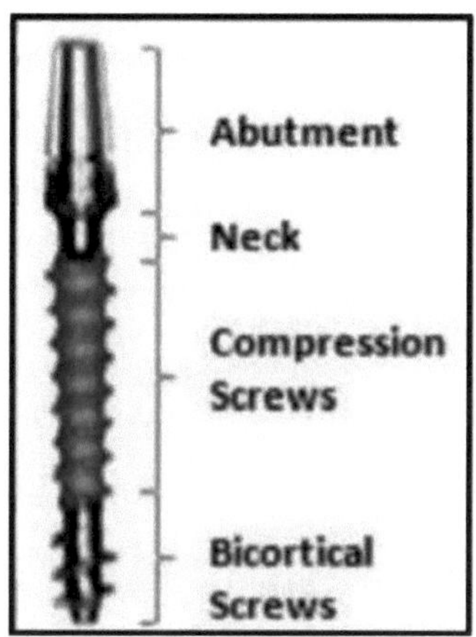

Fig.5: Combinação de parafuso de compressão e parafuso bi-cortical

No KOS Plus, o terço apical do implante é composto pelos parafusos corticais basais. Estes parafusos adicionais ajudam o implante a fixar as placas corticais vestibular e palatina/lingual e ajudam a obter estabilidade primária e, posteriormente, funcionam como um componente de suporte e distribuição de carga. É de salientar que
no implante KOS Plus, a parte BCS é sempre muito polida.

A conceção dos implantes BOI apresenta uma estrutura clara. Atualmente, estão disponíveis desenhos adequados para todas as tarefas possíveis. Os seguintes aspectos da conceção de implantes são parte integrante da filosofia de tratamento BOI:

- Os pontos de emergência da mucosa com diâmetros pequenos impedem a penetração de agentes patogénicos e o desenvolvimento de peri-implantite.
- Desenho elástico: As vantagens do design elástico são mais visíveis se forem colocados apenas alguns implantes BOI em cada maxilar.
- Suporte bicortical: É aconselhável colocar os implantes BOI de forma a atingirem a região cortical em ambos os lados do maxilar.

Histologia de implantes basais

Este implante revela uma acumulação óssea ao longo das suas superfícies basal e lateral. A altura total do osso acima do disco do implante era de cerca de 2-3 mm. O disco estava localizado imediatamente acima do seio maxilar.

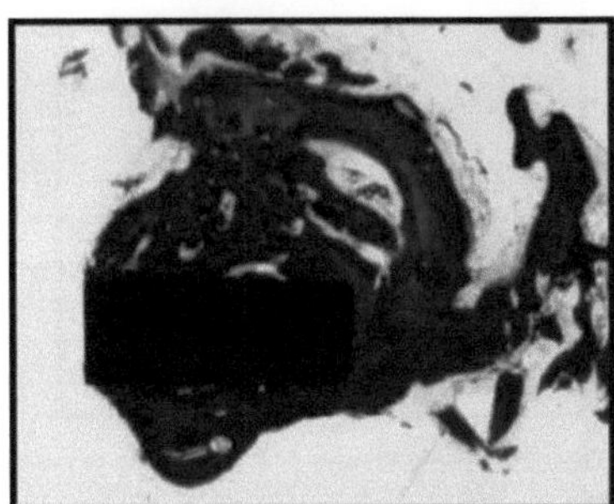

Fig. 6: Histologia do osso

O tecido ósseo assemelha-se às propriedades dos materiais compósitos, permitindo a formação de fissuras e resistindo à sua propagação para evitar falhas. Na fase inicial, a densidade diminui devido ao tunelamento da BMU, o que aumenta a porosidade da mandíbula. Os osteões secundários produzem o enfraquecimento das estruturas ósseas que estão localizadas longe do alvéolo. O alcance do comportamento da estrutura óssea ao implante depende do tamanho do implante em relação ao tamanho da mandíbula. Foi finalmente decidido que os implantes funcionalmente carregados induziram a propagação de fissuras e microfissuras que deram origem à remodelação subperiosteal. Na ausência de carga funcional, não se observa a propagação de fissuras. Em indivíduos jovens, o osso tecido é formado na área periosteal por aposição periosteal e em pacientes mais velhos por aposição endosteal.

Os implantes integrados Osseo basais inseridos em condições não esterilizadas apresentaram remodelação crestal ao disco do implante. Nos implantes crestais, os implantes de parafuso com carga imediata apresentaram modelação lingual e vestibular com modelação vestibular pronunciada, devido a osteomielite reparada por formação de osso tecido. Em condições não estéreis, não se observou integração óssea nos implantes crestais colocados.

Tamanhos disponíveis de implantes basais

Tamanhos de implantes basais disponíveis:

Diâmetro: 3,5 mm, 4,5 mm, 5,5 mm, 6,5 mm, 8,5 mm, 10,5 mm.

Comprimento: 6 mm, 8 mm, 10 mm, 12 mm, 14 mm, 16 mm, 18 mm, 20 mm, 22 mm, 24 mm, 26 mm.

Tamanhos de implantes "Basal SS" (jato de areia com HA/TCP) disponíveis:

Diâmetro: 3,5 mm, 4,5 mm.

Comprimento: 6 mm, 8 mm, 10 mm, 12 mm, 14 mm, 16 mm, 18 mm, 20 mm.

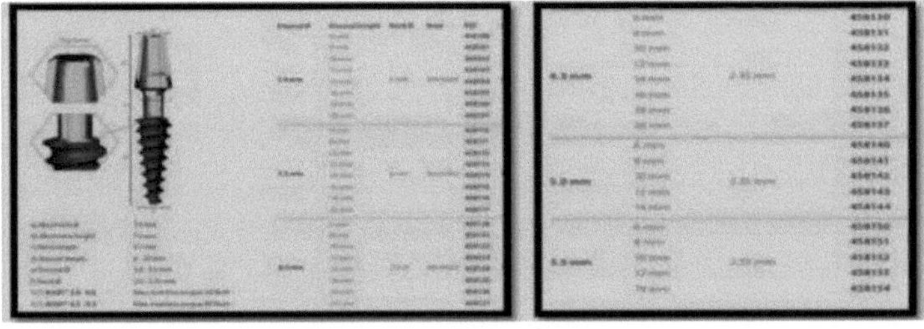

Fig. 7: Implantes Ihde

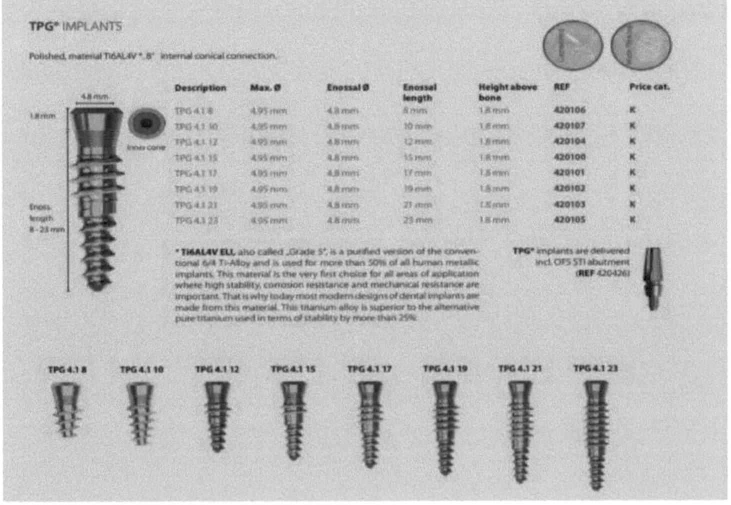

TPG* IMPLANTS

Polished, material Ti6AL4V*, 8° internal conical connection.

Description	Max. Ø	Enossal Ø	Enossal length	Height above bone	REF	Price cat.
TPG 4.1 8	4.95 mm	4.8 mm	8 mm	1.8 mm	420106	K
TPG 4.1 10	4.95 mm	4.8 mm	10 mm	1.8 mm	420107	K
TPG 4.1 12	4.95 mm	4.8 mm	12 mm	1.8 mm	420104	K
TPG 4.1 15	4.95 mm	4.8 mm	15 mm	1.8 mm	420100	K
TPG 4.1 17	4.95 mm	4.8 mm	17 mm	1.8 mm	420101	K
TPG 4.1 19	4.95 mm	4.8 mm	19 mm	1.8 mm	420102	K
TPG 4.1 21	4.95 mm	4.8 mm	21 mm	1.8 mm	420103	K
TPG 4.1 23	4.95 mm	4.8 mm	23 mm	1.8 mm	420105	K

* **Ti6AL4V ELI**, also called „Grade 5", is a purified version of the conventional 6/4 Ti-Alloy and is used for more than 50% of all human metallic implants. This material is the very first choice for all areas of application where high stability, corrosion resistance and mechanical resistance are important. That is why today most modern designs of dental implants are made from this material. This titanium alloy is superior to the alternative pure titanium used in terms of stability by more than 25%.

TPG* implants are delivered incl. OFS STI abutment (**REF** 420426)

Fig. 8: Implantes tubero-pterigóides

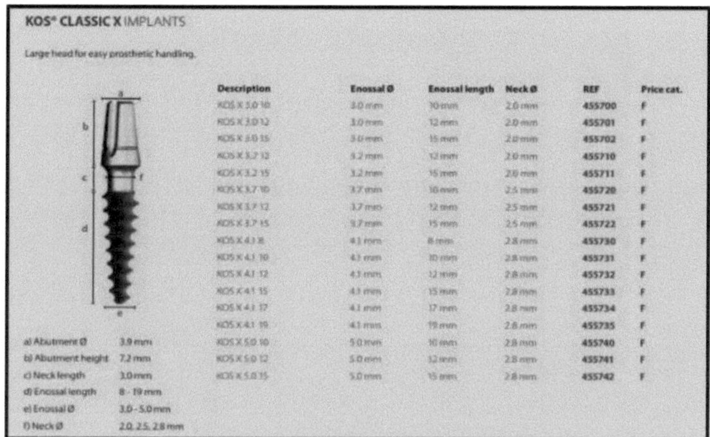

KOS® CLASSIC X IMPLANTS

Large head for easy prosthetic handling.

Description	Enossal Ø	Enossal length	Neck Ø	REF	Price cat.
KOS X 3.0 10	3.0 mm	10 mm	2.0 mm	455700	F
KOS X 3.0 12	3.0 mm	12 mm	2.0 mm	455701	F
KOS X 3.0 15	3.0 mm	15 mm	2.0 mm	455702	F
KOS X 3.2 12	3.2 mm	12 mm	2.0 mm	455710	F
KOS X 3.2 15	3.2 mm	15 mm	2.0 mm	455711	F
KOS X 3.7 10	3.7 mm	10 mm	2.5 mm	455720	F
KOS X 3.7 12	3.7 mm	12 mm	2.5 mm	455721	F
KOS X 3.7 15	3.7 mm	15 mm	2.5 mm	455722	F
KOS X 4.1 8	4.1 mm	8 mm	2.8 mm	455730	F
KOS X 4.1 10	4.1 mm	10 mm	2.8 mm	455731	F
KOS X 4.1 12	4.1 mm	12 mm	2.8 mm	455732	F
KOS X 4.1 15	4.1 mm	15 mm	2.8 mm	455733	F
KOS X 4.1 17	4.1 mm	17 mm	2.8 mm	455734	F
KOS X 4.1 19	4.1 mm	19 mm	2.8 mm	455735	F
KOS X 5.0 10	5.0 mm	10 mm	2.8 mm	455740	F
KOS X 5.0 12	5.0 mm	12 mm	2.8 mm	455741	F
KOS X 5.0 15	5.0 mm	15 mm	2.8 mm	455742	F

a) Abutment Ø 3.9 mm
b) Abutment height 7.2 mm
c) Neck length 3.0 mm
d) Enossal length 8 - 19 mm
e) Enossal Ø 3.0 - 5.0 mm
f) Neck Ø 2.0, 2.5, 2.8 mm

Fig. 9: Implantes KOS- Classic X

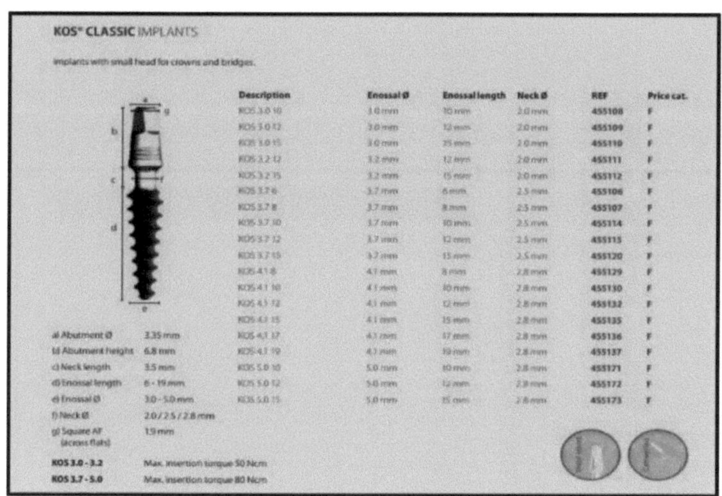

KOS® CLASSIC IMPLANTS

Implants with small head for crowns and bridges.

Description	Enossal Ø	Enossal length	Neck Ø	REF	Price cat.
KOS 3.0 10	3.0 mm	10 mm	2.0 mm	455108	F
KOS 3.0 12	3.0 mm	12 mm	2.0 mm	455109	F
KOS 3.0 15	3.0 mm	15 mm	2.0 mm	455110	F
KOS 3.2 12	3.2 mm	12 mm	2.0 mm	455111	F
KOS 3.2 15	3.2 mm	15 mm	2.0 mm	455112	F
KOS 3.7 6	3.7 mm	6 mm	2.5 mm	455106	F
KOS 3.7 8	3.7 mm	8 mm	2.5 mm	455107	F
KOS 3.7 10	3.7 mm	10 mm	2.5 mm	455114	F
KOS 3.7 12	3.7 mm	12 mm	2.5 mm	455115	F
KOS 3.7 15	3.7 mm	15 mm	2.5 mm	455120	F
KOS 4.1 8	4.1 mm	8 mm	2.8 mm	455129	F
KOS 4.1 10	4.1 mm	10 mm	2.8 mm	455130	F
KOS 4.1 12	4.1 mm	12 mm	2.8 mm	455132	F
KOS 4.1 15	4.1 mm	15 mm	2.8 mm	455135	F
KOS 4.1 17	4.1 mm	17 mm	2.8 mm	455136	F
KOS 4.1 19	4.1 mm	19 mm	2.8 mm	455137	F
KOS 5.0 10	5.0 mm	10 mm	2.8 mm	455171	F
KOS 5.0 12	5.0 mm	12 mm	2.8 mm	455172	F
KOS 5.0 15	5.0 mm	15 mm	2.8 mm	455173	F

a) Abutment Ø 3.35 mm
b) Abutment height 6.8 mm
c) Neck length 3.5 mm
d) Enossal length 6 - 19 mm
e) Enossal Ø 3.0 - 5.0 mm
f) Neck Ø 2.0 / 2.5 / 2.8 mm
g) Square AF (across flats) 1.9 mm

KOS 3.0 - 3.2 Max. insertion torque 50 Ncm
KOS 3.7 - 5.0 Max. insertion torque 80 Ncm

Fig. 10: KOS - Implantes clássicos

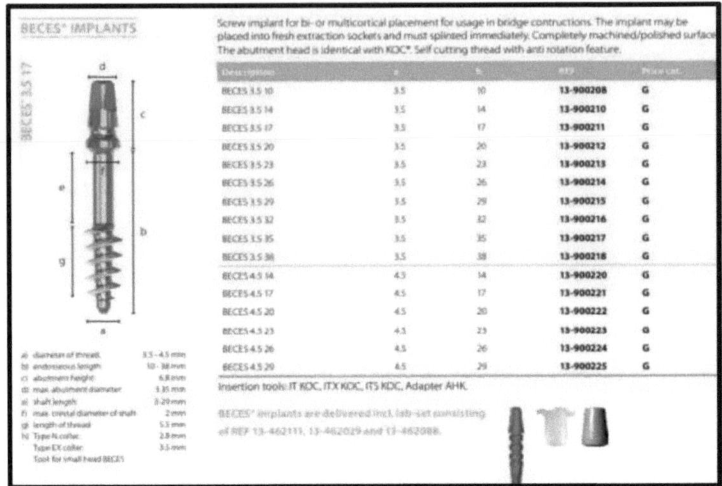

BECES® IMPLANTS

Screw implant for bi- or multicortical placement for usage in bridge contructions. The implant may be placed into fresh extraction sockets and must splinsed immediately. Completely machined/polished surface. The abutment head is identical with KOC®. Self cutting thread with anti rotation feature.

Description	a	b	REF	Price cat.
BECES 3.5 10	3.5	10	**13-900208**	G
BECES 3.5 14	3.5	14	**13-900210**	G
BECES 3.5 17	3.5	17	**13-900211**	G
BECES 3.5 20	3.5	20	**13-900212**	G
BECES 3.5 23	3.5	23	**13-900213**	G
BECES 3.5 26	3.5	26	**13-900214**	G
BECES 3.5 29	3.5	29	**13-900215**	G
BECES 3.5 32	3.5	32	**13-900216**	G
BECES 3.5 35	3.5	35	**13-900217**	G
BECES 3.5 38	3.5	38	**13-900218**	G
BECES 4.5 14	4.5	14	**13-900220**	G
BECES 4.5 17	4.5	17	**13-900221**	G
BECES 4.5 20	4.5	20	**13-900222**	G
BECES 4.5 23	4.5	23	**13-900223**	G
BECES 4.5 26	4.5	26	**13-900224**	G
BECES 4.5 29	4.5	29	**13-900225**	G

Insertion tools: IT KOC, ITX KOC, ITS KOC, Adapter AHK.

BECES® implants are delivered incl. lab-set consisting of REF 13-462111, 13-462029 and 13-462088.

a) diameter of thread: 3.5 - 4.5 mm
b) endosseous length: 10 - 38 mm
c) abutment height: 6.8 mm
d) max. abutment diameter: 3.35 mm
e) shaft length: 3-20 mm
f) max. crestal diameter of shaft: 2 mm
g) length of thread: 5.5 mm
h) Type N collar: 2.8 mm
Type EX collar: 3.5 mm
Tool for small head BECES

Fig. 11: Implantes BCS

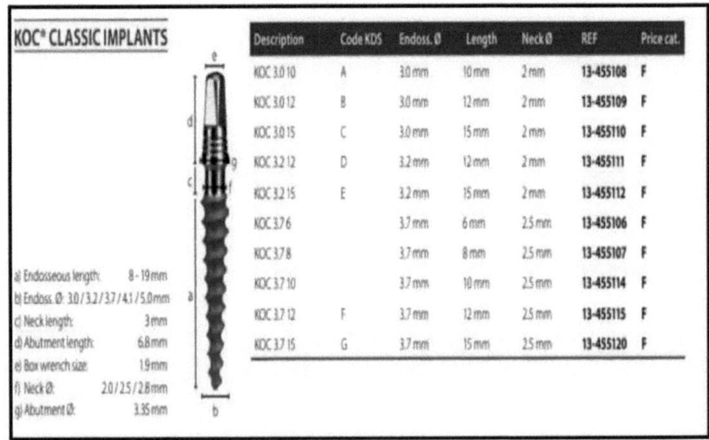

KOC® CLASSIC IMPLANTS

Description	Code KDS	Endoss. Ø	Length	Neck Ø	REF	Price cat.
KOC 3.0 10	A	3.0 mm	10 mm	2 mm	**13-455108**	F
KOC 3.0 12	B	3.0 mm	12 mm	2 mm	**13-455109**	F
KOC 3.0 15	C	3.0 mm	15 mm	2 mm	**13-455110**	F
KOC 3.2 12	D	3.2 mm	12 mm	2 mm	**13-455111**	F
KOC 3.2 15	E	3.2 mm	15 mm	2 mm	**13-455112**	F
KOC 3.7 6		3.7 mm	6 mm	2.5 mm	**13-455106**	F
KOC 3.7 8		3.7 mm	8 mm	2.5 mm	**13-455107**	F
KOC 3.7 10		3.7 mm	10 mm	2.5 mm	**13-455114**	F
KOC 3.7 12	F	3.7 mm	12 mm	2.5 mm	**13-455115**	F
KOC 3.7 15	G	3.7 mm	15 mm	2.5 mm	**13-455120**	F

a) Endosseous length: 8 - 19 mm
b) Endoss. Ø: 3.0 / 3.2 / 3.7 / 4.1 / 5.0 mm
c) Neck length: 3 mm
d) Abutment length: 6.8 mm
e) Box wrench size: 1.9 mm
f) Neck Ø: 2.0 / 2.5 / 2.8 mm
g) Abutment Ø: 3.35 mm

Fig. 12: Implantes KOC

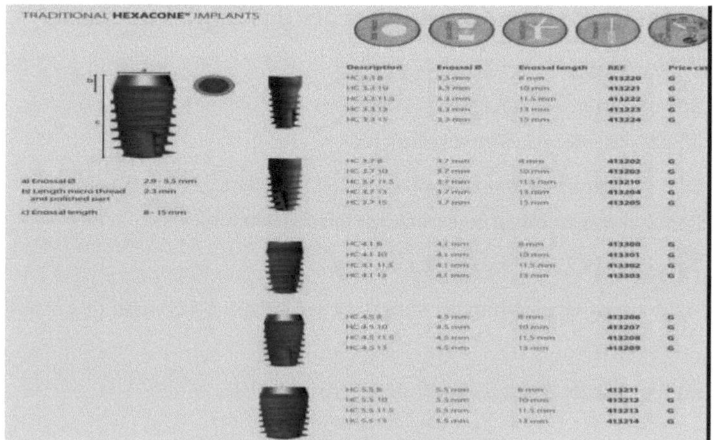

Fig. 13: Implantes HEXACONE

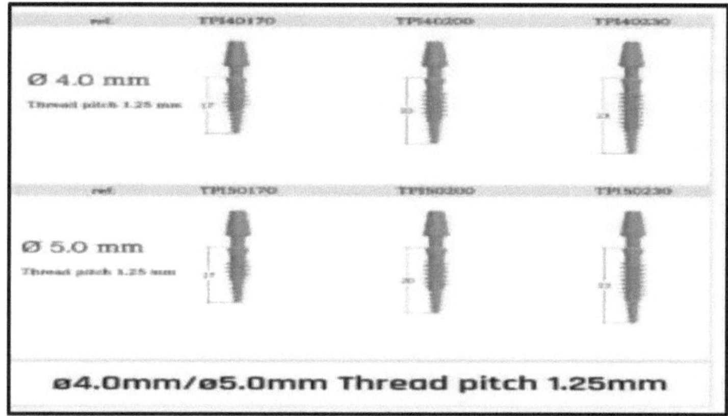

Length \ Dia ▸	2.9	3.3	3.5	3.75	4.2	5.0	6.0
6			BDI-F3506	BDI-F3706	BDI-F4206	BDI-F5006	BDI-F6006
8	*BDI-F2908	BDI-F3308	BDI-F3508	BDI-F3708	BDI-F4208	BDI-F5008	BDI-F6008
10	*BDI-F2910	BDI-F3310	BDI-F3510	BDI-F3710	BDI-F4210	BDI-F5010	BDI-F6010
11.5	*BDI-F2911	BDI-F3311	BDI-F3511	BDI-F3711	BDI-F4211	BDI-F5011	BDI-F6011
13	*BDI-F2913	BDI-F3313	BDI-F3513	BDI-F3713	BDI-F4213	BDI-F5013	BDI-F6013
16	*BDI-F2916	BDI-F3316	BDI-F3516	BDI-F3716	BDI-F4216	BDI-F5016	

*2.1 mm hex slim version

Fig. 14: Implantes BIOLINE

Indicações e contra-indicações dos implantes basais

INDICAÇÕES:

1. Nos casos em que faltam vários dentes ou têm de ser extraídos no futuro devido a cáries ou doença periodontal.
2. Quando o procedimento de colocação de implantes em duas fases ou o implante convencional ou o aumento ósseo falharam.
3. Todos os tipos de atrofia óssea, ou seja
   - Em casos de cristas muito finas, ou seja, deficiência de osso na espessura bucolingual.
   - Em caso de altura e largura óssea insuficientes.

CONTRA-INDICAÇÕES:

Contra-indicações absolutas:

1. Os medicamentos que suscitam preocupação são os utilizados no tratamento do cancro, os medicamentos que inibem a coagulação do sangue e os bifosfonatos (uma classe de medicamentos utilizados no tratamento da osteoporose).
2. Condições médicas como enfarte do miocárdio recente, prótese valvular, doença renal grave, deficiência hormonal grave, toxicodependência, diabetes grave que não responde a um tratamento adequado.
3. Doentes epilépticos
4. Doentes submetidos a radioterapia para tratamento do cancro.
5. Reação alérgica ou de hipersensibilidade à liga de titânio.
6. Síndrome imunossupressora adquirida (SIDA) e casos seropositivos.
7. Idade < 15 anos.

Contra-indicações relativas:

1. Bruxismo, cerramento, má oclusão, história de fratura dentária associada a problemas psicológicos.
2. Neuropatia facial ou trigeminal.

3. Diabetes não controlada.
4. Lesão da mucosa oral.
5. Fumadores inveterados, ou seja, mais de 20 cigarros por dia.
6. Má higiene oral
7. Infeção dos dentes circundantes (bolsas periodontais, quistos, granulomas, etc.)
8. Alcoolismo crónico ou grave.

Vantagens e desvantagens

Vantagens:

1. Os implantes basais são implantes de uma só peça, o que levou a uma redução do insucesso dos implantes devido a problemas de interface entre a ligação e as diferentes partes do implante.
2. A vantagem dos implantes basais é o facto de a prótese poder ser colocada imediatamente no prazo de 72 horas após a cirurgia, poupando tempo e custos.
3. A transmissão da carga é profunda no osso basal sem infeção.
4. Suporte ósseo basal-cortical: Estes implantes apoiam-se no osso basal, que tem uma maior resistência à reabsorção. Tem também uma capacidade de reparação estável e rápida.
5. Os implantes basais são a melhor modalidade de tratamento para cristas atrofiadas, uma vez que os procedimentos de aumento, como enxertos, elevação do seio maxilar e transposição de nervos, podem ser evitados.
6. As forças mastigatórias são distribuídas diretamente ao osso cortical, que é a área de suporte de carga e é resistente à reabsorção.
7. A peri-implantite é frequentemente observada como uma complicação dos implantes convencionais devido à superfície rugosa e às múltiplas partes dos implantes. A incidência de peri-implantite é reduzida para 98% no caso dos implantes basais, devido à superfície polida que diminui a acumulação de placa bacteriana e bactérias na superfície do implante.
8. Os implantes basais funcionam bem em pacientes com diabetes, fumadores crónicos e periodontite crónica.
9. Não há necessidade de enxertos ósseos e de uma cirurgia de segunda fase, o que reduz o tempo e o custo do tratamento.
10. A cirurgia é minimamente invasiva, com cicatrização rápida, frequentemente sem retalhos e com menos complicações pós-operatórias.

Desvantagens:

1. Estética comprometida em caso de substituição de um único dente.

2. A técnica é sensível, ou seja, é necessária uma formação adequada para evitar quaisquer complicações.
3. Pode levar a uma perda óssea excessiva no caso de um bom suporte ósseo.
4. A osteólise por sobrecarga pode ser observada nos casos em que a distribuição da carga não é feita corretamente.

Diagnóstico e planeamento do tratamento

O diagnóstico e o objetivo do tratamento dependem da dificuldade do caso e da experiência do cirurgião. O BOI pode ser utilizado em áreas com um volume ósseo pouco distribuído e os pontos de emergência destes implantes não precisam de coincidir com a localização da coroa restaurada, pelo que não é necessário efetuar grandes modificações para os requisitos protéticos.

As principais considerações durante o diagnóstico são:

- Prognóstico dos dentes remanescentes e conclusão sobre a necessidade de os envolver na prótese. Se não forem envolvidos, devem ser revistos outros procedimentos de tratamento, como a oclusão, a imobilização, etc., para garantir a estabilidade.
- Verificou-se que a região do canino e do segundo molar são as áreas mais adequadas para a colocação de implantes basais, seguidas da região anterior. A principal desvantagem deste facto é a liberdade restrita para a conceção da prótese. As áreas mais instáveis em ambos os maxilares são as áreas dos pré-molares e dos primeiros molares.
- O estado fundamental do sistema mastigatório.

O plano de tratamento deve ter em conta factores clínicos e económicos. Atualmente, podem ser aplicadas duas filosofias diferentes de implantes osseointegrados basais. A filosofia de tratamento defendida por Idhe, Haas e Spahn explica que apenas devem ser inseridos quatro implantes em posições estratégicas por maxilar. Mas estas filosofias têm as suas próprias vantagens e desvantagens.

Carga retardada versus carga imediata:

A decisão de utilizar uma técnica submersa, um protocolo de carga imediata ou um aparelho removível tem um impacto direto no sucesso e na osseointegração reprodutível dos implantes basais.

Edentulismo total:

- As próteses removíveis sobre implantes basais não são recomendadas para maxilares extremamente atróficos, uma vez que estes aparelhos promovem micro movimentos e reabsorção óssea contínua.
- A carga imediata com uma ponte funcional aparafusada, actuando como

fixador ortopédico externo, é recomendada para maxilares totalmente edêntulos e extremamente atróficos. A carga diferida não é uma opção nestas situações, porque a utilização de uma prótese total durante o período de espera de 6 meses pode danificar e/ou mobilizar os implantes basais.

É aconselhável o fabrico imediato de uma prótese provisória de CrCo/titânio aparafusada, uma vez que este aparelho permite avaliar a estética, a adaptação correta, a oclusão, a higiene, a fonética, etc.

Edentulismo parcial:

Exceto em algumas situações clínicas favoráveis, a carga imediata não é recomendada para o edentulismo parcial. A temporização deve ser bem planeada desde o início para evitar danos nos implantes basais durante a fase de cicatrização (6 meses). Na zona estética, recomenda-se um aparelho tipo Invisalign com um ou mais dentes comerciais. Quando os implantes são colocados na região posterior, o paciente é aconselhado a não usar esta prótese amovível durante as refeições.

Restaurações maxilares: A posição dos caninos e dos segundos molares são as áreas estratégicas para a colocação de implantes no maxilar. Pode ser colocado um implante adicional na espinha nasal para ancoragem. Na posição do canino, são colocados implantes de disco único com 9 mm de diâmetro ou implantes de disco triplo com 7 mm de diâmetro ou mais podem ser colocados Implantes EDAS de dimensão 9×12, 9×14 e 10×14 mm são geralmente utilizados no segundo molar. Pode ser obtido apoio adicional com implantes pterigóides.

Restaurações mandibulares: A mandíbula, em geral, está sujeita a uma forte torção e uma estratégia de múltiplos implantes reduziria a elasticidade do osso. Por conseguinte, é preferível utilizar 4 a 6 implantes.

A mandíbula deve ser tratada em primeiro lugar, uma vez que:

- A retenção da prótese completa é melhor na maxila do que na mandíbula
- O tratamento com implantes na maxila não é necessário quando a mandíbula é restaurada.
- As alterações morfológicas na mandíbula são substanciais devido aos vários ajustamentos que têm de ser efectuados. Se ambos os maxilares forem

inseridos com implantes, existe o risco de sobrecarga. Tendo em conta os vários motivos, a mandíbula deve ser restaurada em primeiro lugar.

A carga protética deve ser efectuada no prazo de 8-12 dias. Pode ser colocada uma restauração provisória na maxila durante 3-6 meses, seguida da restauração definitiva. Por outro lado, a mandíbula pode ser restaurada imediatamente.

Sequência de planeamento do diagnóstico e do tratamento

Primeira consulta: Entrevista inicial com o paciente

- Pré-seleção dos doentes: ouvir as expectativas dos doentes.
- Critérios de inclusão/exclusão na entrevista inicial.
- História médica e dentária.
- Exame clínico (oral, gengival, dentário, estado da ATM)
- Fotografias (AP, perfil, sorriso).
- Radiografias:

A radiografia periapical é utilizada para detetar a presença de qualquer patologia e a localização de estruturas anatómicas em redor do local do implante, bem como para avaliar os implantes no pós-operatório. É utilizada para determinar a altura vertical da região edêntula.

Imagiologia intra-oral utilizando técnicas de imagiologia electrónicas ou com dispositivos de acoplamento de carga Os detectores com dispositivos de acoplamento de carga (CCD) são constituídos por uma sequência de componentes de sinal, como fósforos, fibras ópticas ou lentes, intensificadores de imagem e o CCD, que transforma a energia dos raios X em luz ou pares de electrões-buracos e para registar a imagem espacialmente resolvida. O CCD permite o cálculo preciso dos locais de implante no pré-operatório e fornece pormenores sobre a osteo-integração no pós-operatório, mas pode ser efectuado para uma área pequena.

A radiografia oclusal produz imagens planas de alta resolução da mandíbula ou do maxilar. Estruturas como o seio maxilar, a cavidade nasal e o canal nasopalatino podem ser avaliadas através da radiografia oclusal.

As radiografias panorâmicas são tomografias rotativas de feixe estreito, que utilizam dois ou mais centros de rotação com um canal focal pré-determinado, para formar uma imagem dos maxilares superior e inferior. Um excelente posicionamento do doente é importante neste plano, uma vez que podem ocorrer facilmente erros de posicionamento dos maxilares no plano sagital. Isto pode acontecer especialmente em pacientes desdentados. O plano sagital permite obter uma estimativa da altura do osso, das estruturas vitais e de quaisquer condições patológicas que possam estar presentes.

Os scanners **de tomografia computorizada de feixe cónico** são concebidos especialmente para o diagnóstico e planeamento do tratamento na terapia de implantes. São criadas várias imagens da região num único exame, o que permite ao dentista efetuar uma cirurgia sem retalhos. Isto reduz o tempo de cirurgia, a dor e o inchaço pós-operatórios, e tem um tempo de recuperação mais rápido. Pode ser fabricado um molde mestre pré-operatoriamente utilizando a informação armazenada na placa cirúrgica e pode ser colocada uma restauração provisória logo após a cirurgia. Podem ser colocados marcadores radiográficos na altura do exame, que indicam a localização correta dos implantes. Os stents proporcionam pontos de referência radiográficos que podem ser utilizados para comparar a localização clínica proposta e a angulação dos implantes com o osso alveolar disponível. Com a ajuda dos dados da Digital Imaging and Communications in Medicine, podem ser fabricadas guias cirúrgicas geradas por computador. O guia ajuda o cirurgião a colocar os implantes na sua posição óptima e exacta. A principal vantagem da CBCT é o facto de gerar um conjunto de dados 3D, ou seja, uma imagem reconstruída digitalmente, ter o potencial de gerar todas as imagens 2D (por exemplo, ortopantomograma, cefalograma lateral) e permitir a digitalização vertical com o doente sentado.

Apresentação das opções de tratamento.

- Discussão de tratamentos convencionais alternativos: ROG, enxerto ósseo autólogo, etc.
- Opção de implante dentário basal, número e localização dos implantes dentários basais e análise de risco/benefício.

- Discussão do calendário de tratamento, incluindo a preparação do leito ósseo pré-implantação (osseotensor)/protocolo de carga funcional imediata ou carga retardada (período de espera sem carga de 6 meses).
- Ortodontia, se necessário.
- Prognóstico.
- Custo estimado do tratamento completo, incluindo a prótese definitiva.
- Responder a todas as perguntas que o doente possa ter.
- Breve questionário orientado para o implante para o médico do paciente e pedido de análises laboratoriais.
- São tiradas impressões e pedidos exames imagiológicos, se o doente concordar.

Segunda consulta: Entrevista com o paciente e planeamento do tratamento

Os doentes fóbicos devem ser detectados nesta fase, pois podem necessitar de sedação intravenosa ou de anestesia geral; os doentes com maxilares extremamente atróficos e/ou situações complexas podem também necessitar de disposições especiais.

- Volte a ouvir o doente; tenha cuidado com as expectativas irrealistas.
- Critérios de inclusão/exclusão revistos na segunda entrevista.
- Análise de todos os dados recolhidos (informações fornecidas pelo médico do paciente).
- Análise dos eventuais exames laboratoriais.
- Análise de modelos em oclusão.
- Análise de estudos de imagiologia (TAC de feixe cónico, modelo estereolitográfico, etc.)
- Planeamento 3D do guia cirúrgico.
- Antecipar o aspeto estético da restauração basal definitiva suportada por implantes (wax-up, mock-up).
- Tratamento inicial de quaisquer problemas orais, gengivais e/ou dentários.

- Extração estratégica de dentes não recuperáveis.
- Responder a todas as perguntas.
- Decisões finais do doente/médico.
- Obter o consentimento informado

Terceira consulta: Preparação do leito ósseo e ativação das células estaminais do paciente

- A ativação osteogénica do leito ósseo recetor é realizada através de uma abordagem sem retalhos sob anestesia local e com uma dose rápida de 2 g de amoxicilina.
- São utilizados osseotensores manuais para o maxilar superior (45-60 dias antes da colocação do implante em osso de tipo III ou IV).
- Os osseotensores rotativos estão reservados para osso denso no maxilar inferior (8-15 dias antes da colocação do implante em osso tipo I ou II).
- A extração-implantação é possível nesta consulta se as condições forem favoráveis. Caso contrário, a extração com preservação do alvéolo deve ser seguida de um período de espera de 45 dias a 6 meses antes da colocação dos implantes. Como a extração induz automaticamente uma resposta osteogénica, não é necessária a utilização de osteotensores.
- As modalidades de cirurgia de implantes são explicadas ao paciente, incluindo recomendações pré-operatórias e pós-operatórias.

Quarta consulta: Colocação de implantes basais

A colocação de implantes basais é sempre um procedimento de retalho de espessura total e pode ser efectuada sob:

- Anestesia local-regional sem sedação oral
- Anestesia local-regional com sedação oral
- Anestesia local-regional com sedação iv
- Anestesia geral para casos complexos e/ou pacientes fóbicos

Acompanhamento e manutenção explicados em pormenor ao paciente, incluindo a importância da higiene oral e a verificação regular da oclusão 24 horas após a colocação do implante, 1 semana, 45 dias, 6 meses e depois anualmente.

Comparação entre implantes endodésteos e implantes basais

Tabela 1: Comparação entre implantes endósteos e implantes basais

	Basal implants	**Endosseous implants**
INDICATIONS	Decreased bone height and width	Needs suitable bone height and width for placement
STRUCTURE AND SHAPE	Inverted T- shaped	Does an impression of root morphology
MECHANISM OF INTEGRATION TO BONE	Osseo adaptation	Osseointegration
ARMAMENTARIUM	Simple	Complex
COST	Cost effective	Expensive
COMPLICATIONS	Less frequent	More common
MAINTENANCE	Needs little effort from patient for maintenance	Needs greater effort by the patient for maintenance
SIZE AND DESIGN	Wide range of sizes and designs	Limited range of sizes and design
ANCHORAGE	Anchored into the basal bone which is dense, mineralized and less sensitive to resorption	Anchored into crestal alveolar bone which is of less quality and more sensitive to infection.
TECHNIQUE	Bi-cortical anchorage	Engages to a single cortex
ELIGIBILITY OF PATIENT	Suitable for all patients.	Smokers and diabetic patients are not indicated
PROSTHETICS	Very simple prosthesis which can be immediately loaded, with less chair side time.	Complex prosthesis which can be loaded only after a period of time and more chair side time

ENDOSSEOUS SECTION	Flat or blade like surfaces with spaces to permit	Screw shaped with machine or HA coated surfaces
BONE DISPLACEMENT	Displaces 60% less bone substance. Less resorption.	Significant bone displacement and loss occur that differ with size and length of the implant.
MUCOSAL PENETRATION	Significant bone displacement and loss occur that differ with size and length of the implant.	Bigger than basal implants and greater probability of peri-implantitis, vertical bone loss, crater like bone loss and other infections.
MASTICATORY FORCES	They are shifted to the basal plates in the cortical bone that can endure huge load and greater capacity for regeneration.	Forces act in the vertical direction through the sides of the screw structure.
SURVIVAL RATE	96% for BOI Implants. The viability in multiple disk implants (96.6%) is 1.7% higher than in those with single disk (94.9%).	Rate of survival in both the maxilla is between 93% and 99.2% and mandible is between 93.2% and 100%.

Biomecânica

Ensaios mecânicos iniciais:

Já em 1996, a Victory, de França, introduziu uma máquina de ensaio para investigar as propriedades mecânicas dos implantes dentários, denominada máquina de ensaio de fadiga. Esta máquina reproduzia situações clínicas críticas nas regiões pré-molares e molares e em osso tipo D1 mecanicamente difícil, cujos resultados podiam ser aplicados imediatamente. Neste método, duas forças F1 e F2 de 100-400N são aplicadas em vários ângulos (0-35 graus) a uma distância de 12mm do nível ósseo (4mm de pilar transgengival e 8mm de altura óssea). Os implantes de forma de raiz de titânio de 3,75 mm, que são os mais utilizados, são inseridos lateralmente no osso do tipo D1, imitando o pior cenário de suporte mecânico. É colocada uma tampa de aço inoxidável para atingir uma altura de 4 mm acima do topo do perfil de emergência monobloco plano. A tampa tinha duas superfícies inclinadas para que a carga aplicada fosse perpendicular à superfície. A carga foi aplicada a 35 graus em relação ao longo eixo do implante com dois macacos a funcionar em alternativa a uma distância de 6 mm um do outro.

As forças tinham uma frequência inicial de 0,5 Hz, para a qual o deslocamento é medido a 100, 200, 300, 400N e foi efectuado um total de 100 ciclos antes de as forças serem modificadas. Isto foi repetido utilizando frequências de 1 Hz, 1,5Hz, 2Hz, 2,5Hz. Concluiu-se que o implante/pilar/parafuso de ouro não se soltava até uma frequência de 1,5Hz. Para uma frequência superior a 1,5 Hz não houve correlação com o modelo natural que tinha uma frequência mais baixa.

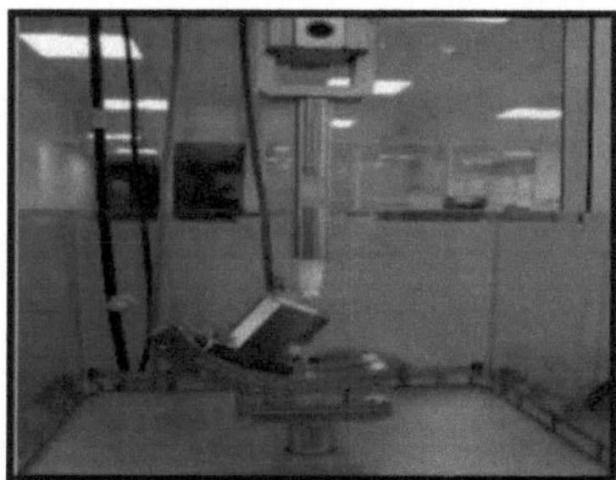

Fig.15: Máquina de ensaio de fadiga para implantes dentários

Análise de elementos finitos

Uma medida do sucesso dos implantes dentários basais é o seu tempo de serviço. Os resultados a longo prazo são influenciados pelos riscos de infeção, pela tolerância do material do implante e pela distribuição das forças oclusais aplicadas ao implante e ao osso circundante. Os dois primeiros parâmetros foram amplamente avaliados em estudos microbiológicos e histológicos, bem como em investigações sobre biomateriais. As estimativas de tensão para sistemas compostos por um implante e estruturas adjacentes foram originalmente calculadas por análise de tensão fotoelástica.

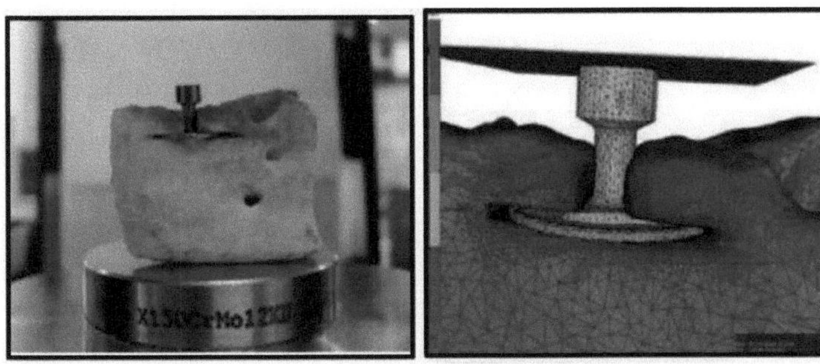

Fig. 16: Análise de elementos finitos: Diskimplant® colocado a uma profundidade óssea de 2 mm.

A estimativa da tensão oclusal foi efectuada anteriormente através da análise da tensão fotoelástica. Foi estabelecido que a distribuição da tensão mecânica durante a função dos implantes Disk difere da dos implantes em forma de raiz, que é medida ao longo do eixo longo do implante. A tensão é distribuída de forma mais uniforme nos implantes basais devido à grande base horizontal dos implantes Disk, que ajuda a obter uma maior região de osso ancorada pelo implante e provoca compressão. Devido ao seu design peculiar, sofre menos alterações durante o stress ao longo do eixo longo do implante. Por conseguinte, proporciona estabilidade às estruturas e distribui as forças pelo osso circundante.

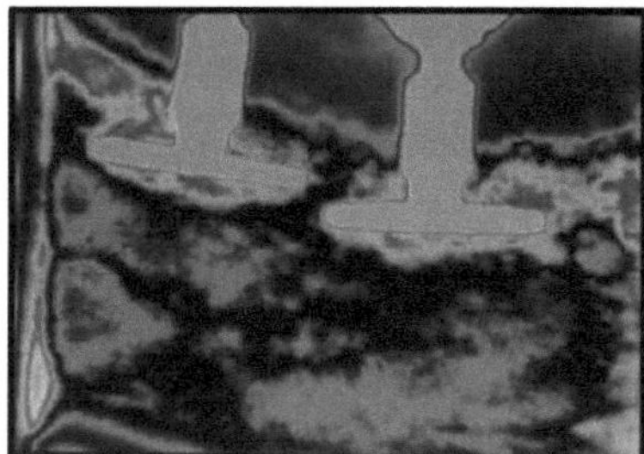

Fig. 17: Osso denso à volta da base de implantes Disk com carga funcional. A área amarela revela o aumento dramático da densidade óssea em comparação com a esponjosa menos densa, vista a azul.

O PRINCÍPIO DA ESTABILIDADE E A ANCORAGEM MULTICORTICAL

Um equilíbrio adequado entre função e estabilidade no osso nativo vivo denso é essencial para uma integração bem sucedida do implante basal. A estabilidade primária, em particular, é um requisito reconhecido para o desenvolvimento de um tecido mineralizado versus um tecido não mineralizado em áreas de fratura do osso mandibular. A importância da estabilidade intracortical é realçada pelo facto de a instabilidade e/ou sobrecarga conduzirem frequentemente a fibrose pós-implantação (em vez de osseointegração) e a várias complicações. Os desenhos de implantes que proporcionam uma maior estabilidade primária podem, assim, reduzir o micromovimento a um nível tal que a regeneração óssea seja possível mesmo com carga precoce. Um exemplo disso é o implante em forma de disco, que oferece uma geometria compatível com a carga funcional imediata de restaurações de arcada completa, mesmo em maxilares extremamente reabsorvidos. Os principais contrafortes maxilomandibulares do esqueleto facial oferecem locais adequados de ancoragem firme para estes implantes basais concebidos para o efeito. Uma vez que os implantes basais são indicados para casos em que o volume ósseo é crítico e a densidade óssea pode ser desfavorável, a estabilidade intracortical é um fator determinante da qualidade da cicatrização óssea. O osso cortical é altamente resistente e mantém quase a mesma estrutura ao longo da vida, enquanto o osso esponjoso é mais sensível às alterações fisiológicas e biológicas. Pode ocorrer uma perda dramática de osso alveolar em redor dos implantes devido a alterações hormonais, especialmente em mulheres na menopausa. Em situações de osteoporose, mesmo o osso basal pode reabsorver drasticamente, levando à fratura espontânea da mandíbula. As alterações na densidade óssea ao longo da vida podem explicar parcialmente a perda tardia da osteointegração com implantes de forma radicular. Podem também contribuir para o desenvolvimento de peri-implantite em redor de implantes radiculares ancorados principalmente em osso esponjoso ou, em grande medida, em material de substituição óssea. Estes implantes também estão sujeitos a uma perda tardia da osteointegração, após 8-10 anos de serviço, devido à microfractura por fadiga da esponjosa.

Ancoragem intracortical distal em maxilas atróficas

Os implantes convencionais em forma de raiz, concebidos para utilização em osso dos tipos I, II, III e IV, podem ser instalados quando existe uma altura óssea mínima de 8 mm e uma largura óssea de 6 mm. Outras situações clínicas são melhor geridas com implantes de disco simples, duplo ou triplo e implantes em forma de placa. A base do implante deve encaixar em ambas as placas corticais (vestibular/palatina); a colocação numa única placa cortical ou no meio de uma esponjosa tipo IV frágil é insuficiente. Outros meios para aumentar a estabilidade inicial, fiável e duradoura no osso basal incluem a estabilização com parafusos ortopédicos e a utilização de implantes de disco duplo e implantes em forma de placa fixados com parafusos. No maxilar, podem ser colocados implantes basais ou implantes pterigóides na zona tubero-pterigoide para obter o suporte cortical distal pretendido. A ancoragem distal no sector molar da mandíbula atrófica é assegurada com segurança por implantes de disco simples ou duplo ou por implantes largos (33 × 9 mm ou 43 × 9 mm) fixados com parafusos, em forma de placa. A ancoragem distal evita a necessidade de um cantilever, reduzindo assim a fadiga do conjunto osso-ancorado.

Número de implantes basais necessários

Em pacientes edêntulos, devido à densidade e geometria ósseas desfavoráveis nas áreas posteriores do maxilar, resulta num compromisso do plano de tratamento, tal como a colocação de um número mínimo de implantes de forma radicular na área pré-maxilar/mental e o fabrico de uma ponte com um cantilever distal ou enxerto ósseo ou ROG em áreas de reabsorção óssea. Para uma maxila completamente desdentada são necessários 6-10 implantes, enquanto que para a mandíbula são necessários 5-9 implantes imediatos.

Procedimento cirúrgico

I. ARMAMENTÁRIO PARA CIRURGIA

O armamentário para a colocação dos implantes basais é o seguinte:

1. Bisturis (Bard-Parker n.º 15)
2. Bard-Parker h andle
3. Peça de alta velocidade
4. Elevadores periosteais
5. Tesouras para ossos e gengivas
6. Retractor manual de gengivas, retractor automático
7. Fresas de titânio de diferentes comprimentos
8. Instrumentos de assento (rectos, curvos, baioneta)
9. Malho cirúrgico
10. Suporte de agulha
11. Material de sutura reabsorvível ou não reabsorvível
12. Tesoura de sutura
13. Parafusos de osteossíntese auto-roscantes para implante de disco em forma de placa
14. Sincristalizador

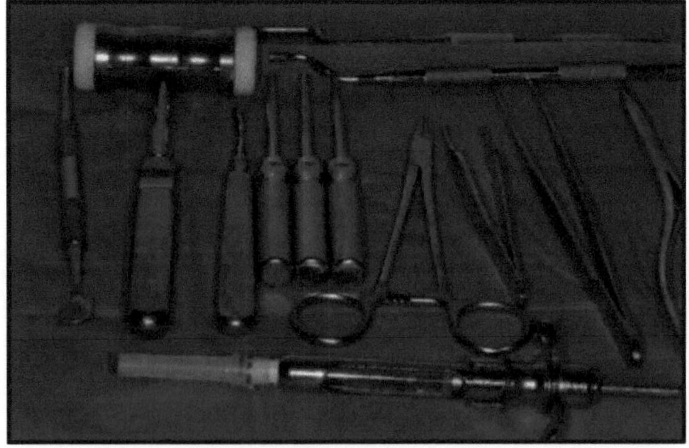

Fig. 18: Armamento para a cirurgia

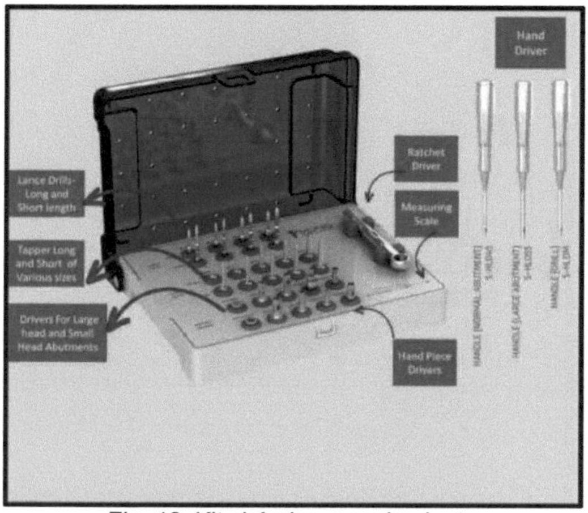

Fig. 19: Kit cirúrgico monoimplante

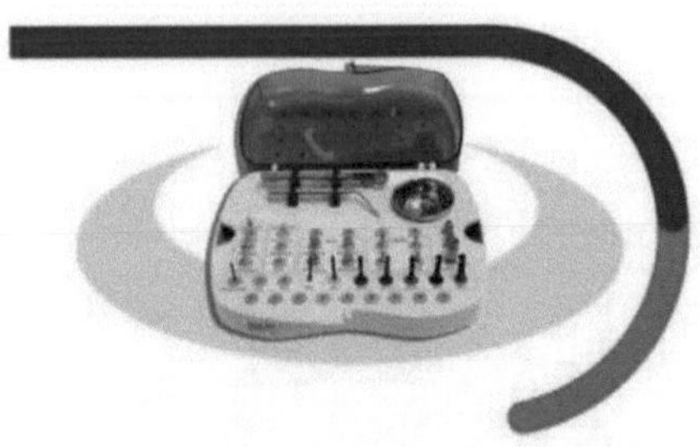

Professional Surgical Kit Contain:

Torque rachet 6.35 hex	BIO-X1021	Implant motor mount 2.42 hex short	BIO-X1015
Depth probe till 16mm length	BIO-X1025	Implant motor mount 2.42 hex long	BIO-X1014
Marking drill	BIO-D3410	Prosthetics motor mount 1.25 hex	BIO-X1008
2 pilot drill	BIO-D1220	Prosthetics driver 1.25 hex short	BIO-X1207
2.5 drill	BIO-D1225	Prosthetics driver 1.25 hex long	BIO-X1215
2.8 drill	BIO-D1228	Implant driver 2.42 hex short	BIO-X2607
3.2 drill	BIO-D1232	Implant driver 2.42 hex long	BIO-X2615
3.65 drill	BIO-D1236	Slim implant driver 2.1 hex regular	BIO-X2810
4.2 drill	BIO-D1242	Conical implant driver regular	BIO-X2315
5.2 drill	BIO-D1252	X2 parallel pin short	BIO-X1028
3.75-4.2 countersink drill	BIO-D1034	X2 parallel pin long	BIO-X1029
5-6 countersink drill	BIO-D1056	One-piece implant driver regular	BIO-OPKEY
Drill extender	BIO-D3142	Prosthetic hand driver long	BIO-X1006
Guided space pin	BIO-GUPI		

Fig. 20: Kit cirúrgico Bioline

Perióton: É um instrumento de ponta fina que é utilizado para a extração atraumática dos dentes para reduzir a quantidade de perda óssea pós-operatória. Os periótomos são utilizados para cortar a fixação do ligamento periodontal aos dentes. A aplicação excessiva de forças pode causar a fratura da placa cortical vestibular, cuja ocorrência torna a região inadequada para a colocação imediata de implantes. A introdução do periótomo motorizado ajuda na aplicação de forças controladas.

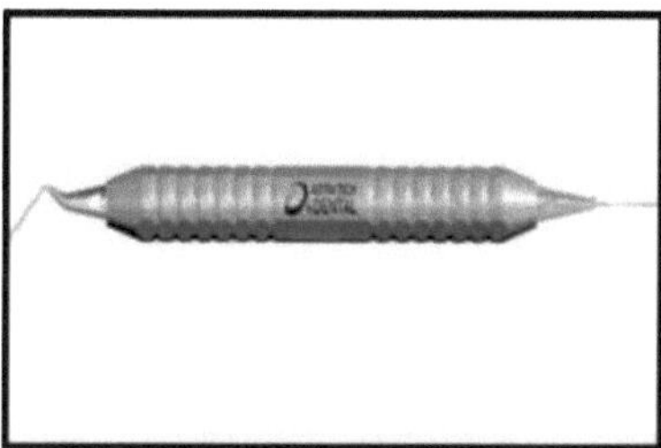

Fig.21 : Periótomo

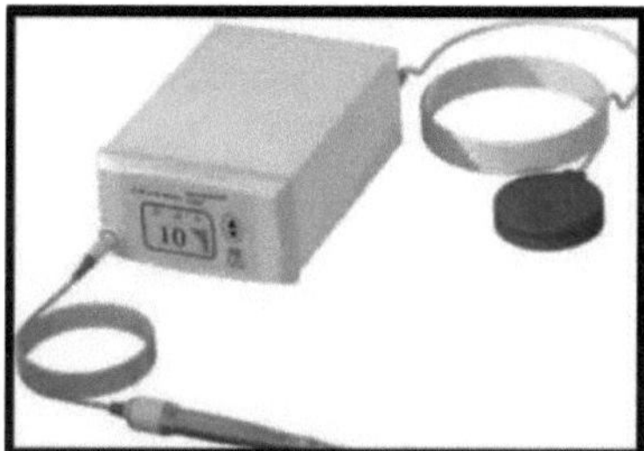

Fig.22 : Periótomo utilizado para a extração atraumática de dentes.

Os implantes basais podem ser colocados de duas formas: uma é através de uma osteotomia direta sem retalho e a outra é através da elevação do retalho e da preparação de uma osteotomia em forma de T, com um corte vertical e horizontal. É utilizada uma broca Pathfinder para criar uma osteotomia piloto única.

A outra abordagem consiste em levantar o retalho e criar uma osteotomia em forma de T utilizando fresas laterais. Esta abordagem não é normalmente indicada, uma vez que a elevação do retalho reduz o fornecimento de sangue e não permite a carga imediata dos implantes, uma vez que um local suturado não é favorável à prótese imediata. É utilizada uma fresa vertical para preparar um canal para o pino roscado. Prepara a osteotomia para outras fresas laterais. A largura da superfície de trabalho também é de 1,6 mm, o que é mais pequeno do que o pino roscado. É utilizada uma broca de corte normal de carboneto de tungsténio para penetrar no osso cortical e, em seguida, são utilizadas as brocas de corte verticais.

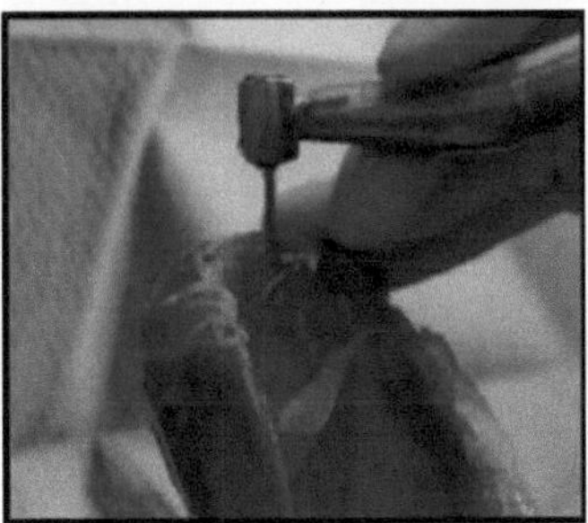

Fig. 23: Quando são utilizadas fresas laterais, é efectuada uma irrigação adequada, mesmo quando a fresa é inserida profundamente no local da osteotomia.

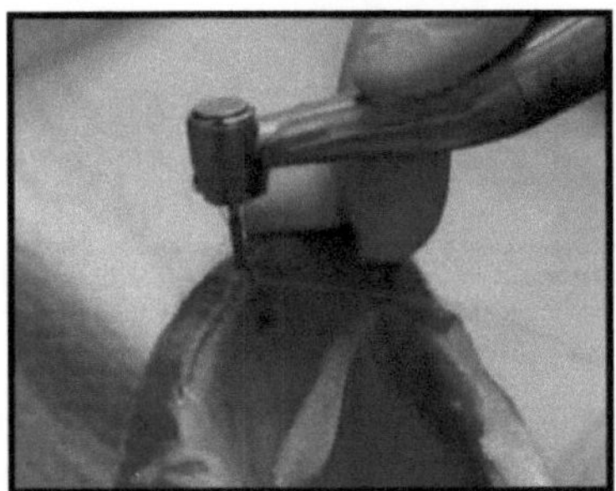

Fig. 24 : Quando se utilizam os cortadores duplos, a irrigação não chega para além do disco crestal. Por isso, o disco basal deve ser irrigado separadamente.

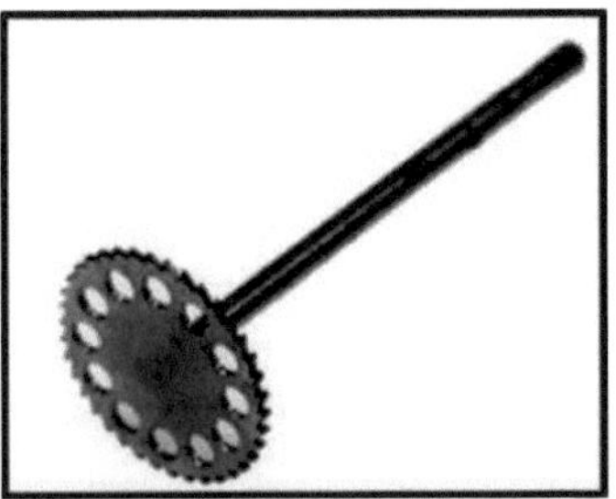

Fig. 25: As fresas laterais são utilizadas para criar o componente horizontal da osteotomia. Deve ser iniciada com uma broca de 7 mm de diâmetro, seguida da utilização de brocas de diâmetro incremental bem sucedidas.

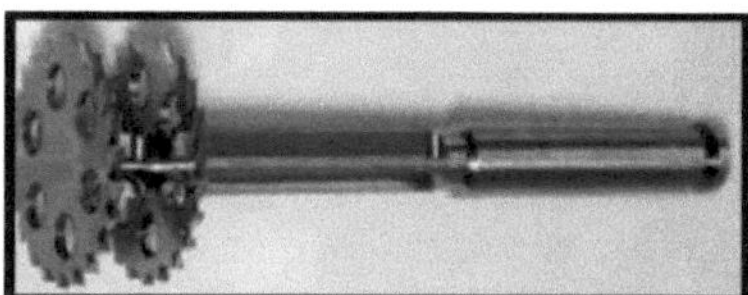

Fig. 26: As brocas de corte duplo são utilizadas para implantes de disco duplo, o que garante o paralelismo entre os cortes e a distância entre os discos. Estão disponíveis em dois diâmetros: 9 mm e 7 mm, com uma distância disco-disco de 5 mm e 3 mm, respetivamente.

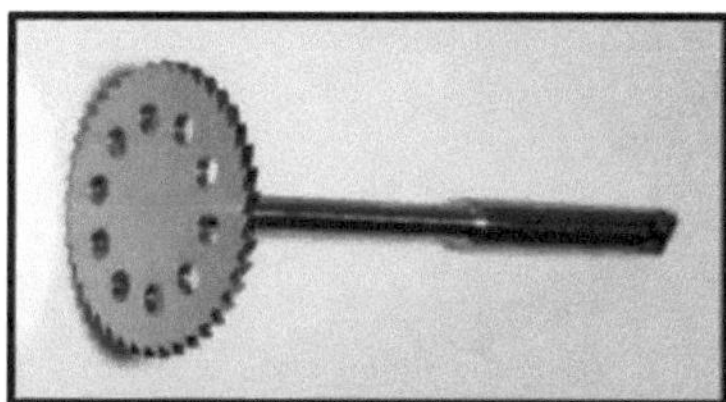

Fig. 27: Uma broca de corte combinada pode ser utilizada para criar o ângulo reto necessário entre o componente vertical e o horizontal.

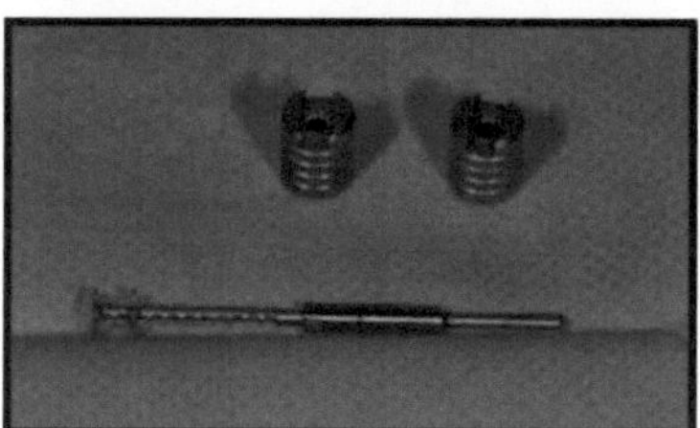

Fig. 28: Extensores de fresa para osteotomias laterais

Perioteste: É um instrumento utilizado para medir a quantidade de estabilidade primária alcançada após a colocação do implante.

Para passar perto de dentes muito altos, pode ser necessário prolongar a fresa da turbina utilizando um extensor Orthoroad. Os extensores de fresa para turbinas de alta velocidade são úteis para osteotomias laterais em espaços estreitos.

Instrumentos específicos para domínios críticos:

Sincristalizador: GenWeld é um sincristalizador intra-oral, que pode ser usado intra-oralmente na boca do paciente para sincronizar uma barra de titânio a múltiplos pilares de titânio de implantes dentários. É seguro para utilização em todos os pacientes, exceto nos que têm um pacemaker. Proporciona uma forma rápida e fiável de unir vários implantes, permitindo a distribuição das forças oclusais e melhorando a resistência contra o micro movimento entre o osso e a interface do implante quando os implantes são imediatamente carregados. Isto permite que a osteointegração ocorra sem perturbações durante a fase de cicatrização. Pode ser utilizado para implantes de uma só peça com pilares sólidos e para implantes de duas peças com pilares ocos aparafusados. Existem vários diâmetros de barras de titânio disponíveis, que podem ser utilizados de acordo com a indicação do caso.

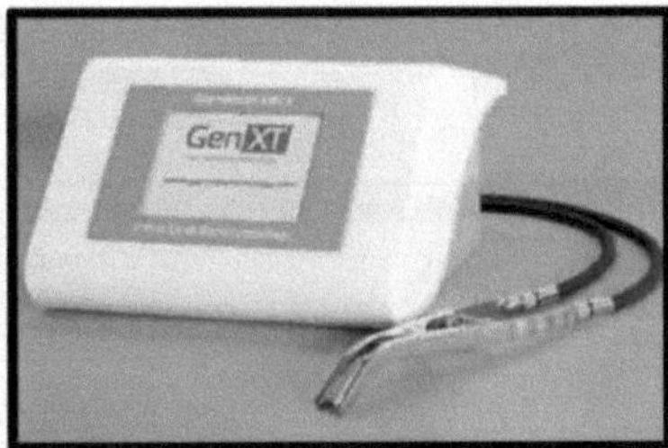

Fig.29: Sincronizador

II. PROTOCOLO CIRÚRGICO

Os procedimentos pré-implantação incluem a cirurgia periodontal. O volume ósseo disponível deve ser cuidadosamente preservado. A área desejada para receber implantes basais é investigada e a quantidade de gengiva aderida deve ser observada. Para aumentar a altura da gengiva aderida, podem ser utilizados enxertos gengivais livres e pediculares. Os procedimentos pré-implantares incluem a remoção da placa bacteriana e do cálculo, a eliminação de quaisquer descargas purulentas que possam não só comprometer os resultados como também aumentar o risco de osteíte, a correção de todas as próteses removíveis que irritam os tecidos moles e obstruem a cicatrização da mucosa e a retificação de inserções musculares iatrogénicas. As injecções de Botox podem ser úteis em doentes com músculos intensos. Os músculos masseter e temporal devem ser injectados em ambos os lados 2 semanas antes da fixação dos implantes basais. Isto evita futuras sobrecargas e stress, sobretudo quando se trata de maxilares finos como casca de ovo ou mandíbulas em forma de lápis.

Para diminuir os riscos de contaminação, a sala de operações deve ser isolada do resto do consultório dentário ou da clínica por dois conjuntos de portas e deve ser desinfectada regularmente. O ar pode ser filtrado ou passar por um dispositivo de radiação ultravioleta para reduzir a contagem de bactérias. A preservação da esterilidade dos instrumentos cirúrgicos entre o momento da autoclavagem e a colocação em armazém, bem como durante o armazenamento em pacotes ou tabuleiros, é fundamental. Antes de entrar na área do bloco operatório, o cirurgião e os assistentes devem colocar máscaras, batas, luvas, toucas e sapatos especiais ou protectores de sapatos. Os campos cirúrgicos isolam o futuro local da cirurgia de outras partes do corpo do doente e do equipamento não esterilizado da sala de operações.

Preparação do doente: Todos os pacientes são operados sob anestesia local. A preparação intra-oral consiste na utilização de clorhexidina a 2%. A limpeza é melhor conseguida com um spray ou lavagem a jato, com solução de Ringer e peróxido de hidrogénio. Podem também ser utilizados anti-sépticos como o Betadine® (iodopovidona). Os lábios do doente devem ser protegidos com vaselina. É administrado um flash de 2 g de amoxicilina 20 minutos antes da cirurgia. Se o doente for alérgico, são administrados três comprimidos de 500 mg de clindamicina.

Procedimento de osteotomia: O leito do implante é efectuado com a ajuda de fresas verticais, horizontais e combinadas, utilizando um acesso lateral. Para começar, o osso vertical é cortado com uma fresa de carboneto de tungsténio utilizando uma turbina com irrigação abundante. A vantagem da utilização de turbinas é o facto de pararem quando o cirurgião exerce forças descontroladas. A peça de mão contra-ângulo de alta velocidade e o sistema ELCO com controlo de binário ajustado a 30% são as outras ferramentas. As fresas podem dobrar-se ocasionalmente, uma vez que mesmo pequenos desníveis de rotação podem causar desfiguração. Uma vez efectuada a osteotomia, o implante é colocado utilizando um acesso lateral e golpes de martelo. Deve ter-se o cuidado de não aplicar golpes vigorosos no pino roscado, uma vez que este pode sofrer uma deformação plástica e tornar-se mais duro do que outras áreas. Estas áreas correm um risco elevado de fratura com cargas cíclicas. Na parte posterior do maxilar é projetado um leito de implante pequeno. Por exemplo, se for necessário inserir um implante de 10 mm, é efectuada uma preparação de osteotomia com fresa de 9 mm. Na mandíbula, é utilizada uma abordagem inversa, por exemplo, para inserir um implante de 9 mm, é necessário preparar uma osteotomia de 10 mm. A fresa fica presa no interior do osso e não consegue ser removida. Isto ocorre principalmente durante a expansão horizontal na mandíbula distal. A deformação plástica ocorre devido a microfissuras. O tecido ósseo permite a formação de fissuras, mas resiste à sua propagação. Se houver acessibilidade e volume ósseo suficiente, os implantes BOI também podem ser inseridos por via lingual na mandíbula esquerda. São utilizados medidores de ranhuras para verificar se o implante desliza suavemente na osteotomia. A osteotomia cicatriza precocemente através do crescimento de osso nativo ou de membranas autólogas derivadas de sangue com aditivos de fosfato de cálcio ou sulfato de cálcio. Os enxertos não reabsorvíveis estão contra-indicados na mandíbula, uma vez que podem migrar e causar irritação crónica no nervo mental. Na maxila, o TCP, HA, auto-enxerto, aloenxerto, xenoenxerto ou PRF podem ser utilizados como enxertos em casos de defeitos ósseos.

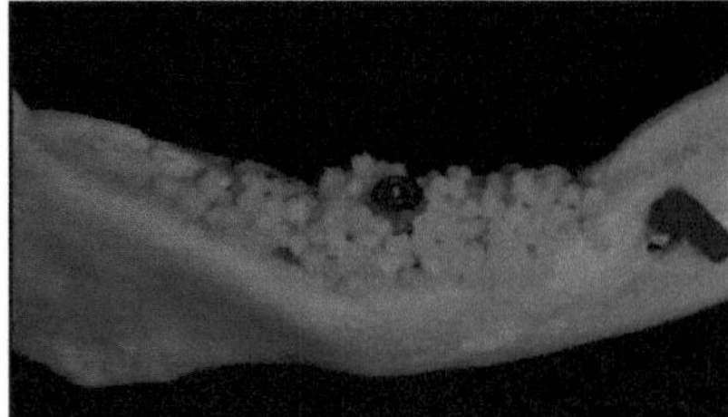

Fig. 30: Enxerto ósseo em caso de defeito ósseo

Após a elevação do retalho, incluindo o periósteo, a ranhura da osteotomia vertical é cortada primeiro. O cortador cria um eixo cilíndrico vertical, ligeiramente maior em diâmetro (2,35 mm) do que a osteotomia vertical. Esta define a direção, os pontos de partida e o ponto final da inserção. Além disso, são aplicadas várias fresas horizontais com diâmetros incrementais (começando com uma fresa de 7 mm). Uma base horizontal circular ou assimétrica, perpendicular no seu centro à haste, permite que o dispositivo resista a forças oclusais e a forças laterais em todas as direcções. As perfurações simétricas na base favorecem a irrigação sanguínea e a osteointegração; o crescimento ósseo ajuda a evitar a rotação. Nas estruturas maxilares e no lado não funcional da mandíbula, é frequentemente possível estabelecer simultaneamente a ranhura vertical e a ranhura horizontal, utilizando uma fresa combinada (por exemplo, 10 mm). Quando as ranhuras estiverem concluídas, o implante pode ser inserido. Recomenda-se a utilização de implantes um pouco "sobredimensionados" em relação à estrutura óssea. A irrigação é geralmente efectuada para evitar o sobreaquecimento do osso.

Alteração da abordagem numa situação clinicamente diferente:

1. Os implantes BOI são normalmente colocados num volume ósseo ótimo, mas, no caso de serem colocados de forma protética agradável, os pinos roscados são paralelizados por flexão após a inserção e antes do fecho do retalho.
2. Se não existir um volume ósseo adequado acima do nervo mandibular, então os discos podem ser colocados por baixo do nervo.
3. No maxilar, os implantes podem ser colocados através de um aumento do pavimento do seio ou por uma abordagem intra-sinusal.

Precauções especiais durante a osteotomia lateral: Para Diskimplants, é efectuado um pequeno corte lateral com uma fresa de 5 mm de diâmetro. Pode ser deixado no seu lugar e verificado radiograficamente quanto à posição correta antes de começar com um diâmetro maior. Os tecidos moles, o periósteo e o nervo mandibular devem ser tratados. Para a mandíbula, começar com uma fresa de 5 mm de diâmetro e depois utilizar a fresa final (7 ou 9 mm).

Implantes de disco cilíndrico monobloco:

A elevação dos retalhos lingual (ou palatino) e vestibular de espessura total permite a visão da fase em que a fresa atinge e começa a entrar na placa cortical oposta. Isto permite evitar lesões no periósteo. Se uma parte do implante se projetar para fora do osso após a fixação Disk implant®, pode ser deixada como suporte de enxerto para lascas de osso autógeno que tenham sido recolhidas in situ ou para a colocação de um biomaterial não reabsorvível, como dentina autóloga, BioOss®, CoreBone®, Ivory®, Interpore® e uma membrana PRF. Os retalhos de espessura total são depois suturados sem resistência. Para substituições de um único dente na zona estética, durante um período de espera de 6 meses, deve ser utilizado um provisório amovível do tipo Invisalign®.

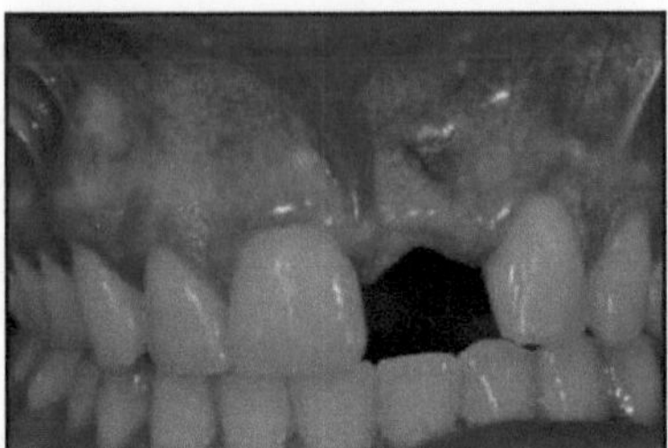

Fig. 31: Situação para a substituição de um único dente

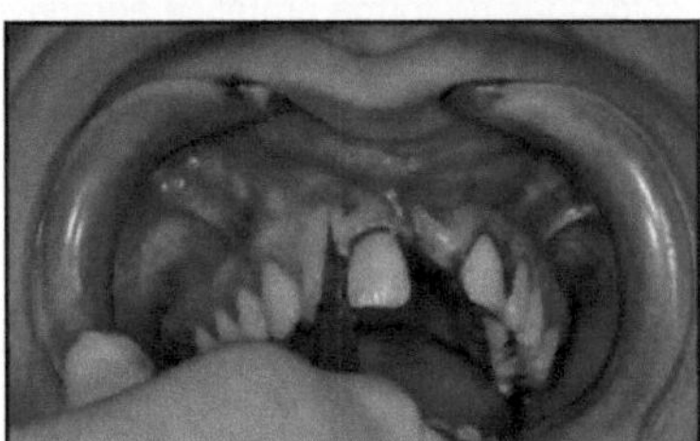

Fig. 32: Incisão angulada do tecido mole, incluindo os dois dentes adjacentes.

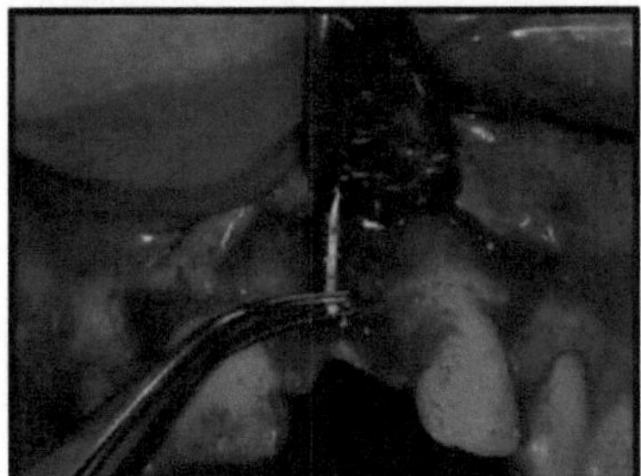

Fig. 33: Um retalho de espessura total é elevado; uma obturação de canal radicular de guta-percha presa no defeito ósseo causou a fístula recorrente.

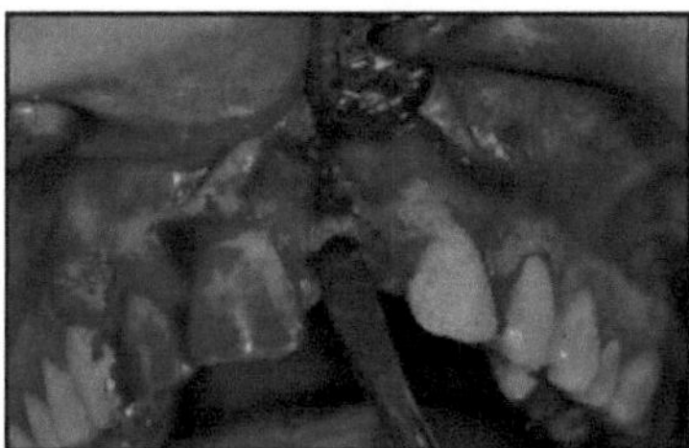
Fig. 34: Restou muito pouco osso após a remoção do corpo estranho.

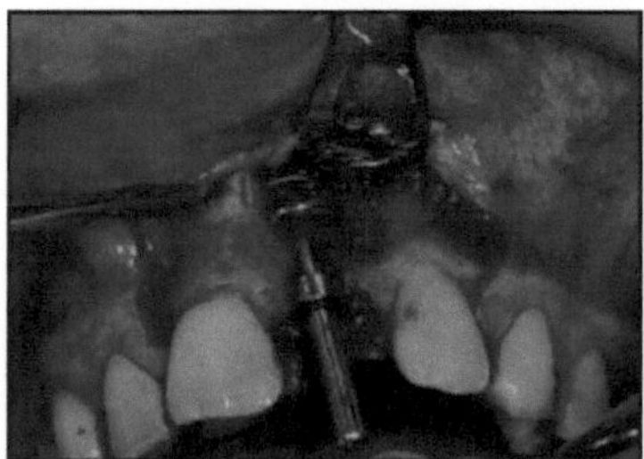
Fig. 35: A osteotomia lateral foi efectuada sob irrigação abundante e a estabilidade primária foi verificada.

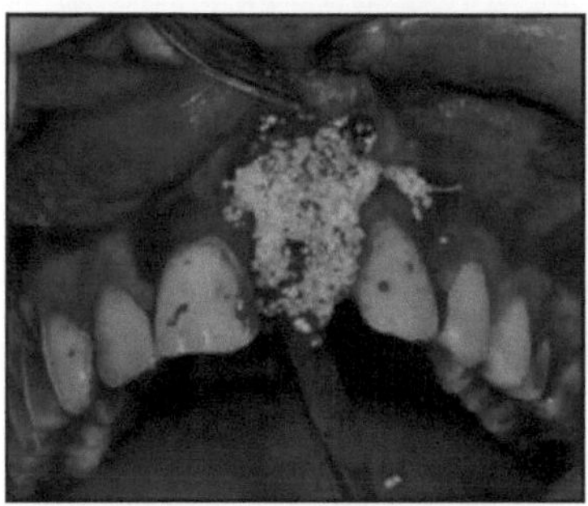
Fig. 36: Material de substituição óssea e PRF

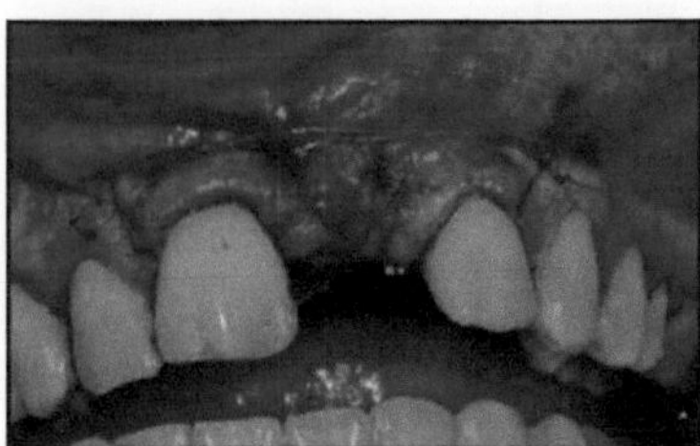

Fig. 37: O retalho de espessura total foi suturado passivamente.

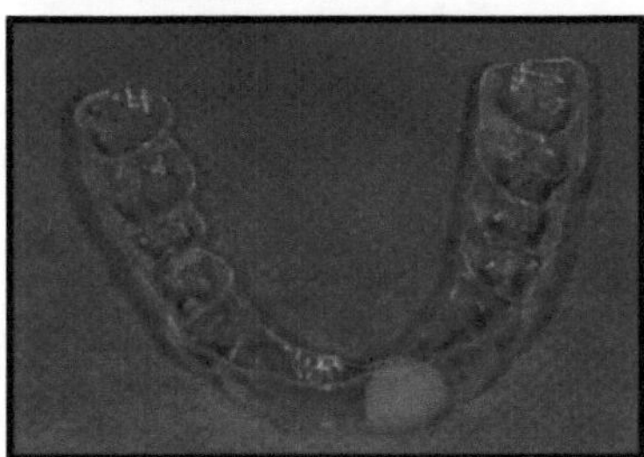

Fig. 38: Modelo provisório feito com dentes comerciais e deixado no local durante 6 meses.

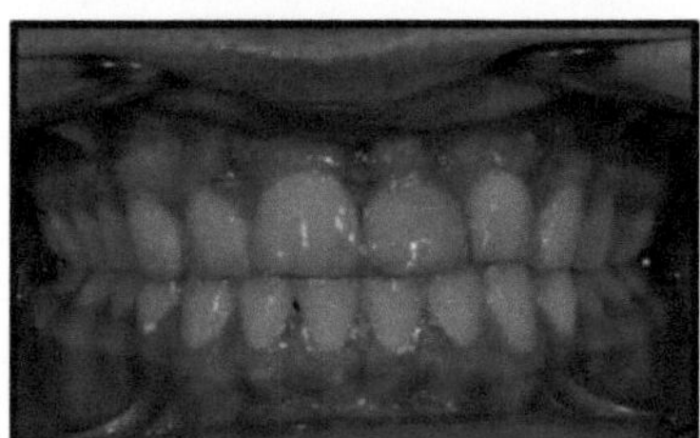

Fig. 39: Gabarito na boca

Diskimplants® Monobloco assimétricos:

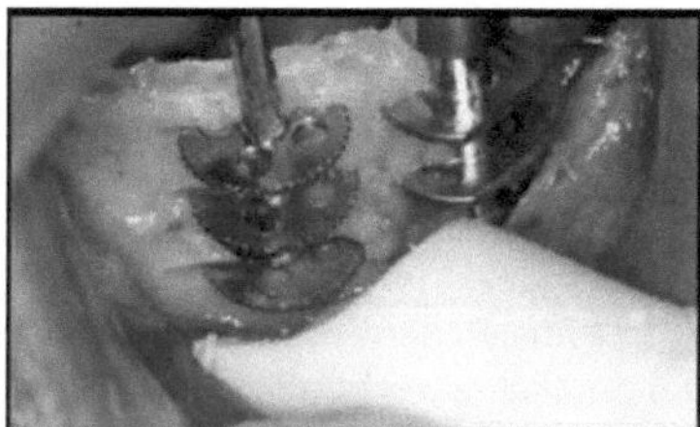

Fig. 40: Crista em faca (osso D1) na zona mental: osteotomia lateral para a instalação de um implante de disco triplo que tem de encaixar na placa lingual. A parede óssea cortical vertical da placa lingual tem de ser preservada, caso contrário pode perder-se toda a altura do osso e o implante.

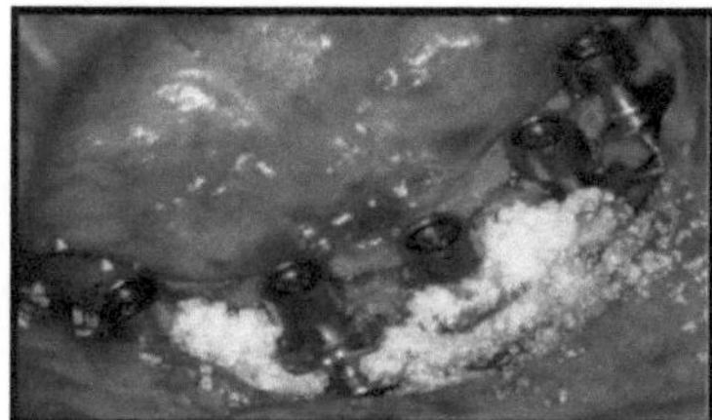

Fig. 41: A parte saliente do Diskimplant® triplo tem de ser completamente coberta por material de substituição óssea.

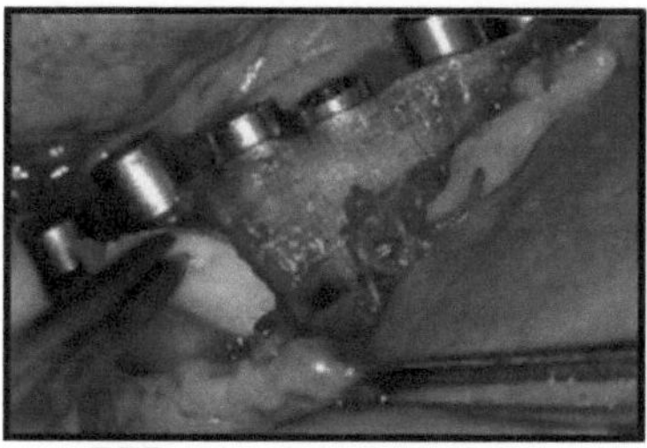

Fig. 42: As membranas PRF são colocadas sobre o material de substituição óssea para o manter no sítio.

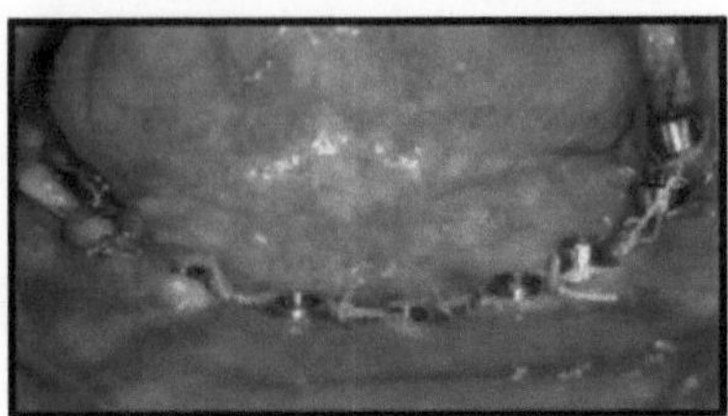

Fig. 43: A libertação do periósteo através de uma incisão horizontal permite a sutura passiva do retalho de espessura total.

Diskimplants® em forma de placa com parafusos de osteossíntese :

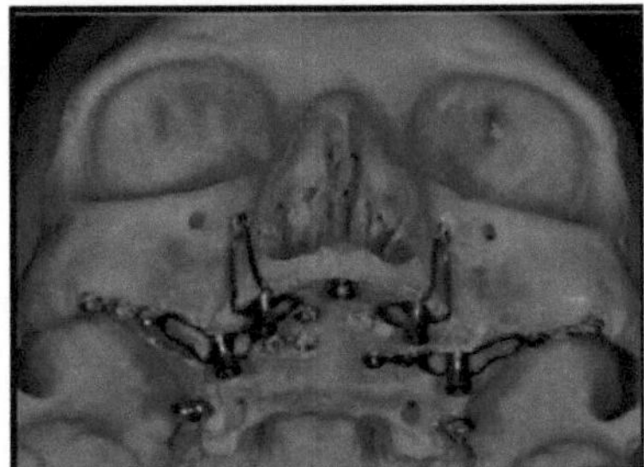

Fig. 44: Maxila seca atrófica com implantes basais inseridos nos contrafortes maxilares principais.

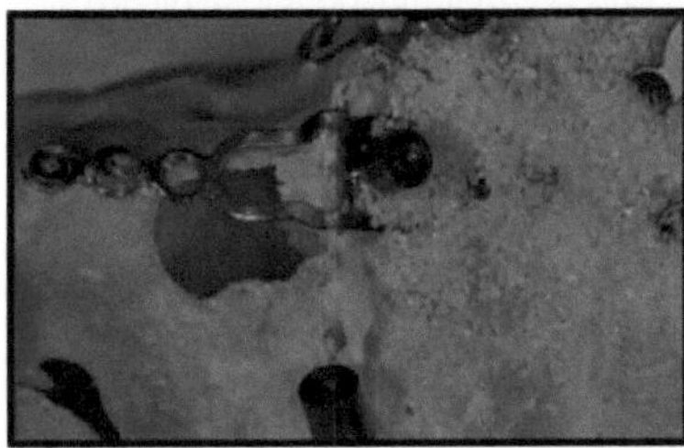

Fig. 45: O implante zigomático abrange uma comunicação oro-antral.

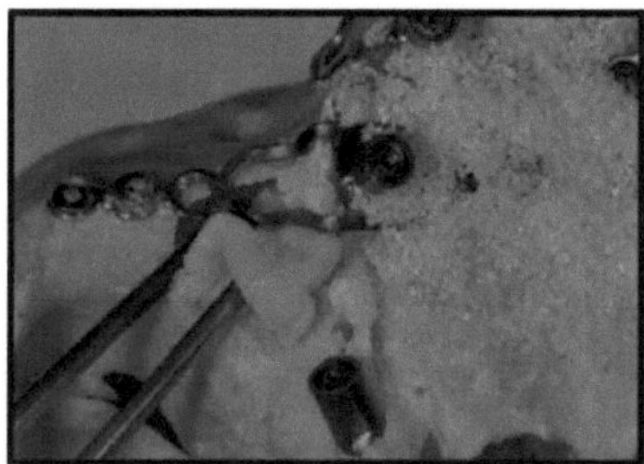

Fig. 46: A membrana sinusal elevada utilizando membranas PRF.

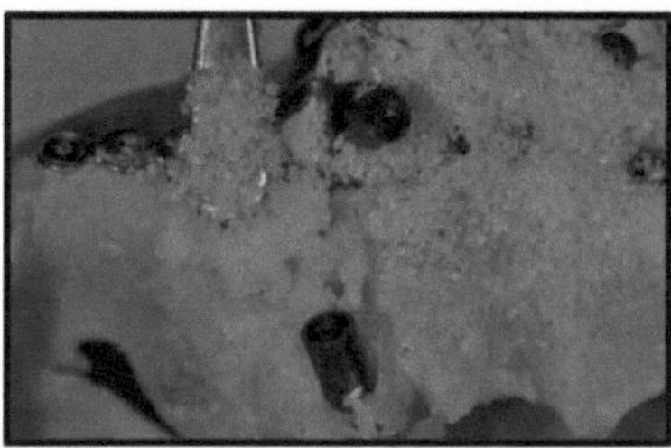

Fig. 47: O material de substituição óssea é colocado sobre as membranas PRF para fechar a abertura lateral na parede do seio.

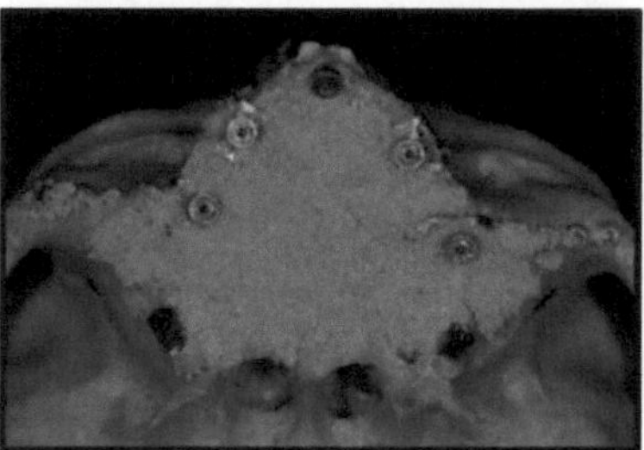

Fig. 48: O material de substituição óssea deve cobrir toda a área; nenhuma parte da placa basal deve ficar exposta.

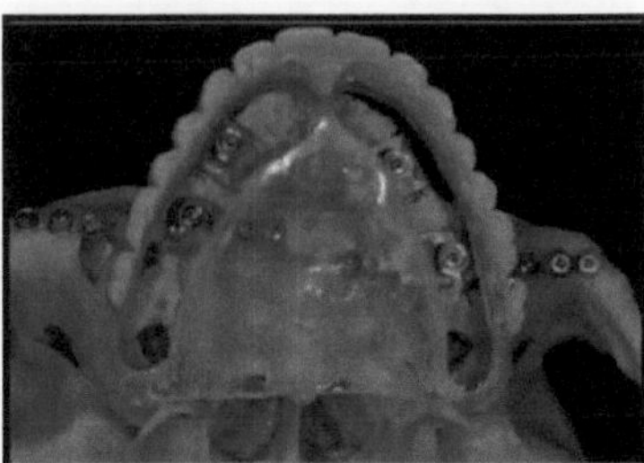

Fig. 49: Um guia cirúrgico transparente feito com a prótese superior completa pode ser útil para a instalação do implante basal.

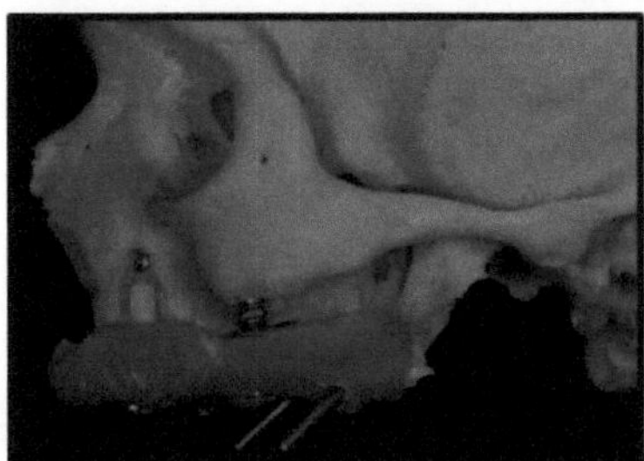

Fig. 50: Em maxilares atróficos, a ancoragem distal nos principais contrafortes esqueléticos é obrigatória. Um implante em forma de raiz tubero-pterigoide pode ser angulado a 45° sem problemas, porque o seu perfil de emergência plano facilita a fixação aparafusada da prótese fixa.

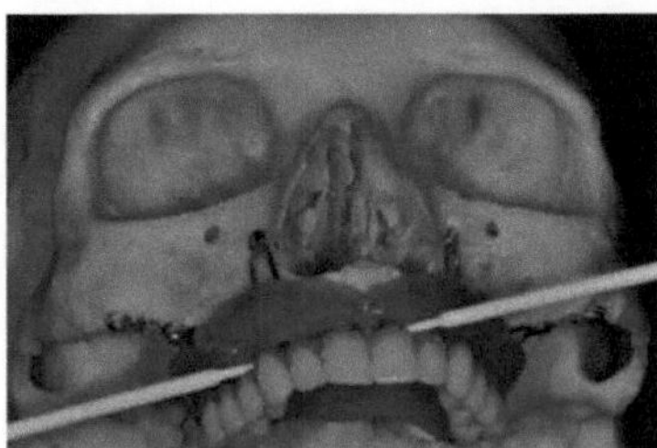

Fig. 51: Prótese aparafusada no local com espaço para manutenção e limpeza fácil.

Na mandíbula, o leito ósseo recetor é primeiro aplanado com uma fresa de 7 ou 9 mm de diâmetro, devendo ser feito um entalhe no osso para ancorar a placa no aspeto lingual ou bucal do local do osso recetor.

Enquanto que na Maxila, utilize uma fresa de 7 ou 9 mm de diâmetro, dependendo das dimensões do implante basal selecionado. Preparar um corte que atravesse completamente a crista ou simplesmente aplanar a superfície para colocação diretamente na crista na área zigomática. Para a colocação de implantes na região do seio, afastar a membrana com membranas PRF e material de substituição óssea e, em seguida, inserir o implante em forma de placa larga. Fixar firmemente o implante ao processo zigomático e ao osso maxilar palatino com 2 a 5 mini-parafusos ortopédicos (5 ou 6 mm de comprimento, diâmetro 2 mm). Na zona do pilar canino, a placa deve ser sempre dobrada num ângulo de 90°. É preparada uma osteotomia lateral ao nível da crista.

Implantes ao nível do osso:

A colocação de implantes ao nível do osso é sugerida quando se utiliza uma abordagem submersa. Quando a altura óssea disponível é muito reduzida, como é frequentemente o caso na implantologia basal, o nível ósseo pretendido pode ser obtido artificialmente por ROG com um enxerto ósseo autólogo e um biomaterial mais uma membrana PRF durante a colocação do implante basal. O implante basal proporciona um efeito de "tenda" para a ROG. Qualquer parte projectada do implante deve ser coberta por material de substituição óssea e tecido mole, sendo depois suturada sem tensão. Pode ser utilizada uma técnica de bisturi ou uma escovagem suave para libertar o periósteo, de modo a obter uma cobertura de tecido mole e permitir o encerramento passivo do retalho. A ativação osteogénica do periósteo com osseotensores de matriz óssea está indicada algumas semanas antes da colocação do implante e da ROG, de modo a aumentar o fornecimento de sangue local e, assim, evitar a necrose do retalho.

III. BOI EM MAXILA E MANDÍBULA ATROFIADAS

Maxila atrofiada:

Como a implantologia basal é um procedimento de retalho completo, os pontos de referência do seio maxilar podem ser facilmente identificados. A elevação atraumática do periósteo, separando os tecidos com uma compressa de gaze, evita lesões na camada interna do periósteo e a penetração inadvertida no seio.

Toda a estrutura óssea deve ser visualizada antes de iniciar a osteotomia. Devem ser feitas incisões nítidas na crista até o bisturi atingir a crista óssea e, durante a osteotomia, os tecidos moles e os nervos devem ser protegidos, mantendo-os com um tubo de sucção contra a placa óssea vestibular.

Mandíbula atrofiada:

O nervo lingual e o nervo mandibular são as duas áreas anatómicas críticas na mandíbula. Após uma incisão crestal acentuada no meio da gengiva aderente remanescente, um retalho de espessura total deve ser elevado primeiro no lado lingual. A técnica de separação com gaze é importante para evitar danos no periósteo ou no nervo mandibular e também elimina o risco de ferir o nervo lingual. O mesmo procedimento é repetido na face vestibular para identificar o forame mental.

Aspectos cirúrgicos e sua gestão: A hemorragia intra-operatória ocorre principalmente devido a lesões dos seguintes factores:

1. Artéria palatina: O risco de lesão da artéria palatina é elevado nos casos de osso vertical reduzido.

Gestão:

- Não elevar o retalho palatino
- Colocação imediata do implante para parar a hemorragia.
- Fazer uma impressão em alginato e fabricar uma placa de penso aparafusada ao implante com um pilar e revestida com compressas de tampão.
- Para um local de hemorragia individual - fabricar uma folha de plástico aparafusada ao implante com um pilar.
- Desviar o retalho palatino e mobilizar os vasos.

2. Artéria incisiva: Nos implantes BOI, a ancoragem bicortical só é assegurada quando a estrutura óssea cortical é alcançada para além da artéria no aspeto palatino. O vaso é pequeno e tem pouca pressão, pelo que a hemorragia é controlada com suturas simples.
3. Artéria mandibular: Quando os implantes são colocados perto do canal mandibular, há hipóteses de lesão da artéria durante a instrumentação. O nervo mandibular protege-se a si próprio, desde que não seja anestesiado.

Quando a artéria é lesada, é necessário preparar outra osteotomia mesial ou distal ao local anterior, uma vez que a colocação do implante sobre um vaso lesado provoca sensibilidade térmica.

4. Artéria facial: Normalmente é lesada devido a uma reflexão extensa do retalho numa mandíbula fortemente reabsorvida, quando o assistente ou o operador perde o controlo sobre o instrumento. É tratada através da aplicação de pressão contra a mandíbula durante cerca de 20 minutos ou da colocação de suturas para estancar a hemorragia.
5. Plexo submandibular: A hemorragia nesta região é considerada perigosa, uma vez que não existe qualquer estrutura óssea contra a qual possa ser aplicada pressão. O vaso pode ser identificado e ligado, mas pode continuar a ocorrer hemorragia interna na região. Em caso de lesão da artéria lingual, pode ser aplicada pressão do lado lingual sobre o vaso contra a mandíbula.

IV. BOI EM CASOS DE ENVOLVIMENTO PERIODONTAL

Embora os implantes dentários possam ser utilizados com segurança em pacientes selecionados, parcialmente edêntulos e com doença periodontal, as próteses convencionais são frequentemente mais previsíveis e menos dispendiosas, especialmente se o processo da doença estiver em curso. Os pacientes com periodontite avançada devem ser plenamente informados sobre os aspectos clínicos e financeiros a longo prazo do tratamento com implantes, uma vez que é de esperar a repetição da cirurgia de implantes e os custos associados durante os anos subsequentes, à medida que se perdem mais dentes. Os implantes dentários convencionais estão contra-indicados em doentes com periodontite aguda. Isto deve-se ao elevado risco de o doente contrair infecções gengivais que conduzem ao fracasso dos implantes. Estes doentes apresentam frequentemente vários dentes móveis e gengivas dolorosas e inflamadas que sangram facilmente. No entanto, os implantes basais de superfície lisa funcionam maravilhosamente bem nestes doentes, devido ao facto de serem menos propensos a ataques bacterianos (a área de suporte de carga está longe da área propensa a infecções nas regiões gengivais e os implantes de superfície lisa não permitem a colonização e multiplicação bacteriana).

As caraterísticas a considerar para a colocação de implantes em dentes periodontalmente comprometidos são as alterações na direção e pressão do fluxo sanguíneo. Este aspeto afecta mais o sucesso da BOI do que os aspectos bacteriológicos. O osso deve estar sempre altamente mineralizado, pelo que deve existir uma perfusão sanguínea capilar adequada sem uma taxa de fluxo elevada. As alterações na mineralização do osso são apreciadas quando a perfusão interna é inferior à pressão vascular extra-óssea.

Embora existam algumas diferenças nos princípios gerais dos implantes basais e crestais. Foram efectuadas algumas modificações nos implantes crestais, tais como:

- Parafuso bi-cortical (Oraltronics) - consiste em roscas largas com superfícies lisas que são estritamente osseointegradas na base, apesar de colocadas na crista.
- Implantes com revestimento poroso (Osseopore) - Consiste em grandes áreas de perfusão que fornecem matriz nutritiva 3D ao osso cortical.
- Implantes cristais com desenho cónico - Transmitem menos carga ao osso basal do que os implantes cristais convencionais.

Uma vez que os implantes BOI permitem a inserção imediata de uma prótese fixa, a terapia periodontal não é necessária. Nos implantes crestais, o próprio implante bloqueia a via de remoção do processo inflamatório introduzido intra-operatoriamente, ao passo que os BOI permitem uma supuração eficaz através das ranhuras de inserção.

Tabela 2: Vantagens e desvantagens da BOI em casos de envolvimento periodontal

	ADVANTAGES	DISADVANTAGES
SOFT TISSUE INFECTION BEFORE OPERATION	Good intra-bony blood supply and good soft tissue blood supply.	No sterility at the implant site.
TISSUE HEALING	Fast and efficient bony and soft tissue healing is expected.	Large remodelling area is expected due to which primary stability can be lost.
MASTICATORY FUNCTION	Good and efficient chewing	New/ altered chewing function needs to be developed.
MASTICATORY FORCES	Low forces in initial healing phase.	Stronger after reconstruction: endangered equilibrium and shortening of muscles.
OSSEOINTEGRATION	Fast remodelling and modelling.	Initial porous bone with little strength.

V. BOI NA REGIÃO DO SEIO MAXILAR

Quando são planeados implantes para a maxila posterior, devem ser sempre feitas duas perguntas ao paciente: se já foi tratado para sinusite ou rinite e se sofre de alergias que envolvam os seios nasais. Se o doente responder afirmativamente a uma ou a ambas as perguntas, deve ser encaminhado para um otorrinolaringologista, mesmo que a TAC ou a TAC de feixe cónico não revele qualquer patologia radiologicamente evidente.

Uma maxila posterior reabsorvida é uma indicação para uma elevação do seio maxilar ou para a inserção de um implante zigomático e/ou pterigoide basal. Cada hemi-maxila contém um seio pneumático que comunica com a cavidade nasal e com os outros seios paranasais (frontal, etmoide, esfenoidal). Os seios paranasais bilaterais raramente são simétricos. O maior dos seios paranasais, o seio maxilar, mede cerca de 34 mm posteriormente, 33 mm superoinferiormente e 23 mm lateralmente e tem uma capacidade média de fluido de 15 ml. O seio maxilar tem uma forma piramidal. A base da pirâmide forma a parede inferior do septo nasal; o seu ápice está direcionado para o arco zigomático. Uma parede da pirâmide está voltada para cima, em direção à cavidade orbital; uma está voltada para trás, em direção à fossa infratemporal; uma está voltada para a frente, em direção à face; e a última está voltada para baixo, em direção à arcada dentária e ao palato. As paredes curvam-se para acomodar outras estruturas cranianas e inclinam-se para se juntarem umas às outras. A zona dos molares superiores é, alegadamente, o sector mais difícil de gerir com implantes dentários. Os problemas mecânicos, como a fratura do implante, a microfractura do osso peri-implantar e a subsequente perda do implante após 5 anos de função, são mais prováveis de ocorrer nesta região. Foi registada uma taxa de insucesso de 44% no osso tipo IV em locais de pré-molares e molares equipados com implantes de forma radicular de diferentes comprimentos. Para evitar estes problemas mecânicos, recomendam-se os implantes Disk ou um implante em forma de placa ancorado no osso zigomático denso. Os implantes zigomáticos em forma de raiz só são uma opção fiável se a zona óssea recetora tiver, pelo menos, 6 mm de largura e 6 mm de altura. A crista óssea maxilar também deve fornecer 6 mm de osso de boa qualidade para a ancoragem da crista de um implante zigomático.

Existem 2 conceitos básicos para a colocação de implantes BOI na região do seio.

> Na década de 1980, foi introduzida uma técnica de implantação de implantes de disco basal na área do seio maxilar. Foi efectuada uma incisão na área mesial superior da parede anterior do seio vestibular e a membrana é elevada dorsal, caudal e na direção craniana. Após a preparação da osteotomia, o implante é inserido e a cavidade preparada no seio é preenchida com um material de enxerto, quer seja um material inorgânico ou uma combinação com osso esponjoso autólogo. Uma das complicações desta técnica é o facto de a membrana ser demasiado fina em alguns doentes e poder rasgar-se muito facilmente. Outra técnica foi descrita por Donsimoni em 2003, na qual a membrana foi elevada sem qualquer rutura. A sucção é aplicada através do nariz, o que irá elevar gradualmente a membrana sem manipulação direta.

> A colocação trans-sinusal dos implantes BOI foi descrita por Konstantinovic em 2003. Um requisito importante para este processo é a presença de um rebordo palatino ou de uma parede nasal lateral para estabilidade primária. De acordo

com a anatomia do seio maxilar, os resultados da colocação trans-sinusal podem ser os seguintes:

Tabela 3: BOI na região do seio maxilar

SCENARIO	OUTCOME	COMPLICATIONS
The implant traverses the sinus with/ without damage to the Schneiderian membrane.	The membrane heals around the entire area of the implant	Mild sinusitis that resolves spontaneously.
The implant traverses the sinus with/ without damage to the Schneiderian membrane and in the end position, part of the load transmitting area is in the sinus but not the threaded pin.	The membrane heals around the implant and covers the bone and the implant.	Mild sinusitis that resolves spontaneously.
The implant traverses the sinus with/ without damage to the Schneiderian membrane with the load transmitting leg and the threaded pin is in the sinus.	The membrane heals around the implant as a loose, well vascularized soft tissue network inside the sinus.	Presence of loosely arranged soft tissue around the implant.
The implant traverses with/without damage to the membrane with load transmitting area and the threaded pin inside the sinus without bone support.	The membrane undergoes compartmentilization.	This leads to compartmentilization, with the over compartment connectedto the oral cavity through the threaded pin causing spread of infection.

VI. BOI NA REGIÃO ALVEOLAR INFERIOR

Quando os implantes vão ser colocados na parte posterior da mandíbula, o planeamento do tratamento deve ser feito corretamente para evitar qualquer lesão do nervo alveolar inferior. O nervo alveolar inferior é um ramo misto sensorial e motor da divisão posterior da divisão mandibular do nervo trigémeo, localizado no espaço pterigomandibular da cavidade oral. O nervo alveolar inferior é responsável pela inervação sensorial da gengiva no maxilar inferior. O nervo alveolar inferior também se ramifica no nervo milo-hióideo e no nervo mental. À medida que o nervo alveolar inferior desce a mandíbula, ramifica-se no nervo milo-hióideo para fornecer inervação motora ao músculo milo-hióideo e ao ventre anterior do músculo digástrico. O nervo alveolar inferior percorre então o forame mandibular até atingir o forame mental. Uma vez no forame mental, o nervo alveolar inferior sai e torna-se o nervo mental. O nervo mental é responsável por inervar o queixo, o lábio inferior e as gengivas.

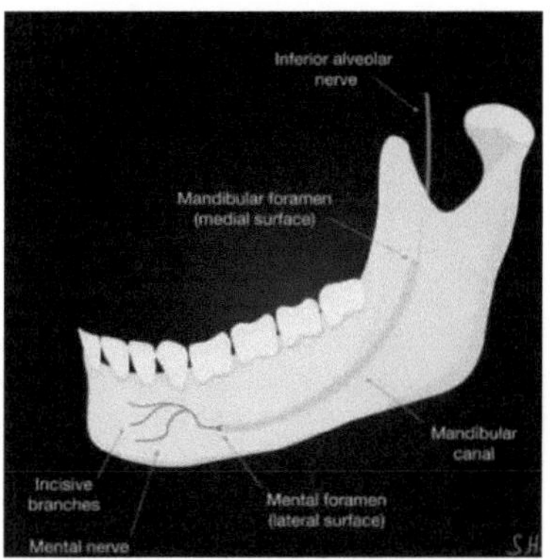

Fig. 52: Suprimento nervoso da mandíbula

Os tipos mais graves de lesões são causados por brocas de implantes e pelos próprios implantes. As lesões sensoriais do NIA provocadas por brocas de implantes podem ser causadas por traumas intra-operatórios diretos (mecânicos e químicos) e traumas pós-operatórios indirectos (isquemia e estímulos térmicos). Muitas brocas para implantes são ligeiramente mais compridas do que os implantes correspondentes, para maior eficiência de perfuração. O comprimento da broca do implante varia e deve ser compreendido pelo cirurgião, porque o comprimento especificado pode não refletir um milímetro adicional, a chamada dimensão "y". A falta de conhecimento sobre este facto pode causar complicações evitáveis. Podem ocorrer danos no NIA quando a broca de torção ou o implante invadem, transectam ou laceram o nervo.

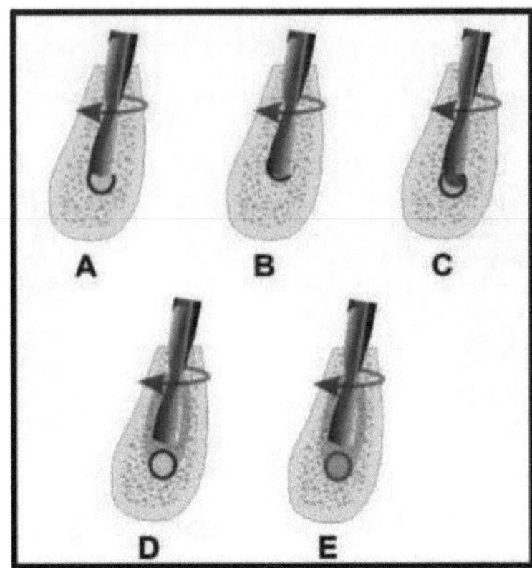

Fig. 53: A = A intrusão de uma broca de implante parcial no canal mandibular pode causar um traumatismo mecânico direto do NIA - invasão ou laceração e isquemia primária.

B = A intrusão da broca do implante completo no canal mandibular pode causar a transecção direta do NIA e isquemia primária.

C = A intrusão de uma broca de implante parcial no canal mandibular pode causar traumatismo indireto devido a hematoma e isquemia secundária.

D = Os estímulos térmicos podem provocar necrose óssea periimplantar e lesões secundárias pós-operatórias do NIA.

E = Os estímulos térmicos podem provocar lesões primárias do NIA.

As lesões sensoriais do NIA provocadas por implantes dentários podem ser causadas por traumatismos diretos intra-operatórios (mecânicos) e indirectos pós-operatórios (isquemia) ou infeção peri-implantar.

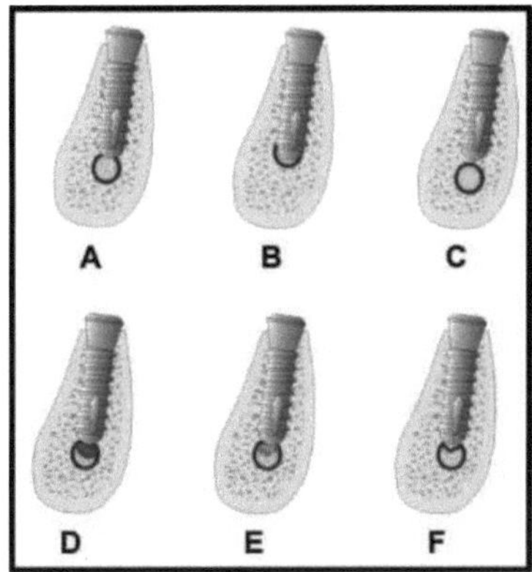

Fig. 54: A = A intrusão parcial do implante no canal mandibular pode causar traumatismo mecânico direto do NIA - invasão ou laceração e isquemia primária.

B = A intrusão total do implante no canal mandibular pode causar a transecção direta do NIA, e/ou compressão e isquemia primária.

C = O implante dentário está demasiado próximo do canal mandibular, podendo causar compressão do IAN.

D = A intrusão parcial do implante no canal mandibular pode causar trauma indireto devido a hematoma e isquemia secundária.

E = A intrusão parcial do implante no canal mandibular pode causar trauma indireto devido a detritos ósseos e isquemia secundária.

F = "Fissuração" do teto do canal do NIA devido à sua proximidade com a preparação do leito do implante. Pode causar compressão e isquémia primária.

A lesão da parte final do NIA ou do nervo mental pode ocorrer nos casos em que há um grau extremo de reabsorção do processo alveolar. Nestes casos, o forame mental foi encontrado na superfície do osso alveolar e diretamente sob a gengiva. A incisão inicial deve ser feita mais lingualmente e um retalho de espessura total é elevado até que o forame mental seja identificado para evitar lesões diretas com o bisturi. Para além disso, a reflexão do retalho, a sutura, o inchaço dos tecidos moles e a pressão na área do nervo mental também podem causar lesões nesse nervo, o que resulta numa alteração da sensibilidade após a cirurgia. Colocação de implantes entre os nervos mentais em mandíbulas edêntulas com ou sem envolvimento do córtex caudal da mandíbula. Os fios dos implantes são inseridos na direção do queixo, o que evita danos no nervo mentoniano. Normalmente, são utilizados dois implantes em cada lado da mandíbula. Apenas se o osso da mandíbula anterior apresentar mineralização insuficiente, o córtex caudal pode ser utilizado para a ancoragem anterior.

Desvio do nervo para IAN - Posicionamento endósseo do implante Corticobasal na parte proximal da mandíbula, desviando o nervo alveolar inferior do lado lingual ou vestibular, se necessário/possível por ancoragem na cortical caudal, mas sem penetrar com o ápice do implante através da cortical.

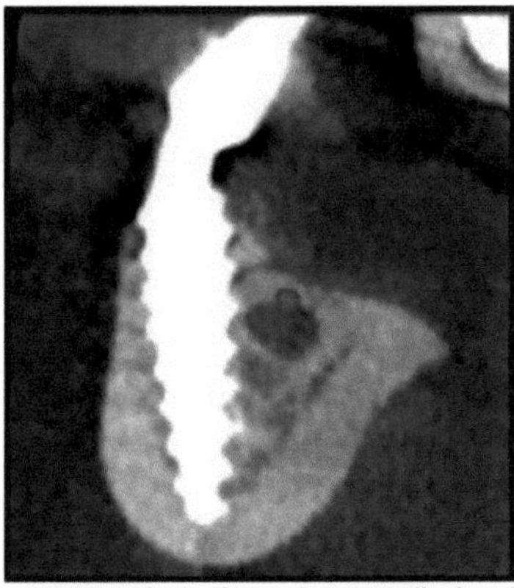

Fig. 55: Derivação do nervo, no lado lingual ou vestibular do nervo. Com ou sem ancoragem na cortical basal

Envolvimento da cortical vestibular na mandíbula distal, com o implante a correr abaixo do nervo mandibular: Este método é utilizado se o nervo alveolar inferior estiver localizado na crista e se a mandíbula distal for suficientemente larga e alta para permitir este tipo de colocação.

Para a ancoragem da cortical lingual na mandíbula distal, a colocação do implante com ancoragem das roscas transmissoras de carga no rebaixo do osso lingual, abaixo da crista milo-hióidea. A rosca apical do implante tem de ser totalmente ancorada na cortical lingual e pode sobreprojectar parcialmente esta cortical para o pavimento da boca. O nervo alveolar inferior corre caudalmente para o corpo do implante. Assim, dois ou mais implantes deste tipo são colocados distalmente ao nervo mentoniano, ou seja, na parte horizontal e proximal da mandíbula. Normalmente, a inclinação das cabeças destes implantes antes da dobragem é na direção dos implantes anteriores.

Implantes zigomáticos e pterigóides

Implantes zigomáticos

O tratamento convencional com implantes não pode ser executado nalguns pacientes no maxilar edêntulo devido à reabsorção óssea avançada e/ou à presença de seios maxilares grandes. Este facto leva a que o tecido ósseo seja insuficiente para a ancoragem dos implantes. Por este motivo, os implantes zigomáticos são utilizados isoladamente ou com enxertos, etc. A sutura pterigomaxilar foi identificada como um local alternativo para a colocação de implantes. Durante os últimos 20 anos, o implante zigomático provou ser uma opção eficaz no tratamento da maxila edêntula atrófica. O implante de zigoma também é eficaz para defeitos de maxillectomia.

Em pacientes com defeitos extensos da maxila causados por ressecções tumorais, traumatismos e defeitos congénitos, foi introduzido o implante zigomático Branemark para a reabilitação protética. Para a ancoragem de um implante longo, que, juntamente com os implantes convencionais, poderia ser utilizado como âncora para epísteses, próteses e/ou obturadores, foi utilizado o osso da arcada zigomática. Esta técnica permitiu uma reabilitação suficiente destes pacientes, proporcionando uma função restaurada e uma estética melhorada. Isto também permitiu que muitos pacientes voltassem a ter uma vida social normal.

Bothur et al sugeriram a utilização de múltiplos implantes zigomáticos para suportar uma prótese.

Indicações:

1. Pacientes completamente desdentados com atrofia maxilar grave.
2. Em doentes com doenças neoplásicas.
3. No suporte maxilar posterior em pacientes completamente edêntulos com pneumatização sinusal significativa e reabsorção grave do rebordo alveolar posterior.

Contra-indicações:

1. Infeção aguda dos seios nasais
2. Patologia do maxilar ou do zigoma

3. Doentes que não podem ser submetidos a cirurgia de implante devido a doença sistémica não controlada ou maligna
4. Sinusite infecciosa crónica
5. A utilização de bifosfonatos
6. Fumar mais de 20 cigarros por dia

Qualquer patologia do seio maxilar deve ser tratada antes da colocação do implante.

Exame: O exame radiográfico permite um planeamento adequado do tratamento do implante zigomático.

A tomografia computorizada é fundamental para a análise do local do implante zigomático e do estado do seio maxilar, bem como para o trajeto do implante. A parte do osso no arco zigomático e na crista alveolar residual tem de ser estudada. A angulação, determinado local de emergência e a relação do corpo do implante com o seio maxilar e a parede lateral também são considerados.

De acordo com Bedrossian et al. a maxila pode ser dividida em três zonas:

1. A pré-maxila;
2. A zona dos pré-molares;
3. A área molar.

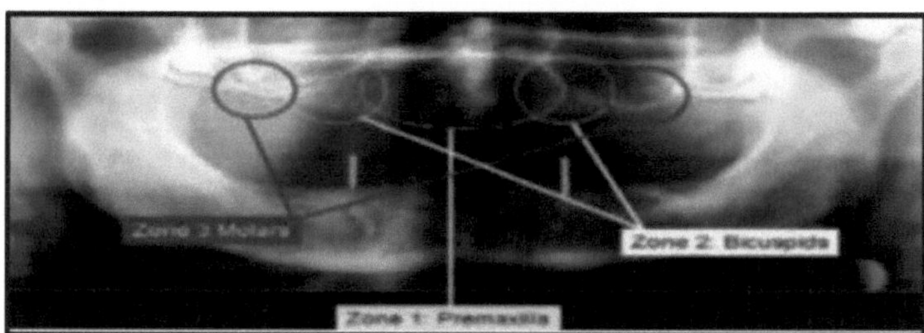

Fig. 56: Vista radiográfica

O dentista deve avaliar a disponibilidade de osso nas três zonas. A tomografia computorizada de feixe cónico pode ser utilizada nas dimensões horizontal e vertical para determinar a quantidade de osso nestas zonas e no arco zigomático. Além disso, qualquer patologia nestas áreas, bem como nos seios maxilares, tem de ser verificada no pré-operatório. Na presença de osso adequado na região da pré-maxila e dos pré-molares, o dentista pode considerar a utilização de quatro a seis implantes convencionais, inclinando o mais distal em ambos os lados para conseguir uma boa distribuição da carga. Desta forma, é possível alternar a necessidade de enxerto ósseo. A porção anterior ou a localização dos seios nasais, bem como a inclinação das paredes anteriores dos seios nasais, decide a posição mais posterior do implante distal e a sua angulação.

Diretrizes gerais para implantes zigomáticos

As diretrizes gerais para os implantes zigomáticos são as seguintes.

1. Osso adequado na pré-maxila para dois a quatro implantes axiais e falta de osso bilateral na zona dos pré-molares e molares: São colocados dois a quatro implantes convencionais no maxilar anterior mais um implante zigomático em cada lado pré-molar/molar.
2. Osso adequado na pré-maxila e falta de osso na área pré-molar e molar apenas num lado: É colocado um único implante zigomático e são colocados implantes convencionais no maxilar anterior e no lado oposto ao implante zigomático.
3. Osso inadequado na pré-maxila e osso puro adequado na área dos pré-molares e molares: Um implante zigomático anterior, juntamente com implantes convencionais posteriores, pode resolver o problema.
4. Falta de osso nas três zonas do maxilar: Podem ser utilizados quatro implantes zigomáticos para a reabilitação.
5. Osso inadequado em todas as zonas num paciente parcialmente desdentado: Aconselha-se a colocação de três implantes para suportar uma prótese parcial. A utilização de um implante zigomático em pacientes parcialmente edêntulos requer uma maior aceitação clínica antes de se poder recomendar a sua utilização comum.

Tabela 4: Abordagem cirúrgica a diferentes zonas da maxila

Presence of bone	Surgical approach
Zones I, II and III	Traditional (axial) implants
Zones I and II	Four traditional implants (tilted)
Zone I only	Zygomatic implants plus two or four traditional implants
Insufficient bone	Four zygomatic implants

Planeamento do tratamento com base na presença de osso nas diferentes zonas do maxilar (Bedrossian)

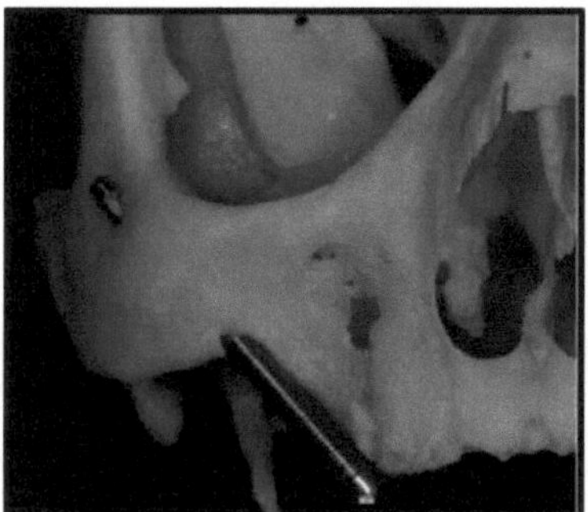

Fig. 57: Implante zigomático

Anatomia: Nkenke et al. estudaram a quantidade e a qualidade do osso zigomático. Chegaram à conclusão de que o osso trabecular da arcada zigomática era desfavorável para a colocação de implantes e deram a ideia de que o resultado favorável observado com os implantes zigomáticos resulta muito provavelmente do envolvimento de quatro córtices, ou seja, o córtex lingual do alvéolo maxilar, o pavimento cortical do seio maxilar na porção crestal do implante e os córtices do osso zigomático no ápice.

Desenhos de implantes: O implante original Branemark personalizado para o zigoma foi concebido para ser inserido a partir do aspeto palatino do maxilar reabsorvido na região do segundo pré-molar, através do seio maxilar até ao osso compacto do zigoma. Em primeiro lugar, tinha as caraterísticas de um implante convencional, mas com mais comprimento e diâmetro. Era um implante de titânio auto-roscante com uma superfície maquinada e estava disponível em comprimentos de 30-52,5 mm. O diâmetro da parte apical roscada era de 4 mm e a parte da crista tinha um diâmetro de 4,5 mm. A cabeça do implante tinha uma rosca interna para ligação de pilares padrão. De seguida, a cabeça do implante foi angulada a 45°. Na fixação atual, a superfície evoluiu para uma superfície roscada oxidada e rugosa e a cabeça inclui um parafuso de fixação do implante que fica no interior do implante, que oferece uma rosca interna para a ligação de pilares "zigomáticos" especiais. Atualmente, os implantes zigomáticos estão disponíveis comercialmente em, pelo menos, três empresas diferentes que vendem implantes com uma superfície rugosa oxidada, um corpo liso a meio do implante, um pescoço mais largo na crista alveolar e uma angulação de 55° da cabeça do implante.

Técnica cirúrgica

A cirurgia foi efectuada sob anestesia geral com intubação nasal, de acordo com o protocolo original. Em todos os doentes foi utilizada uma compressa selante para a garganta e um tubo gástrico. A anestesia local foi administrada com injecções de lidocaína com epinefrina (1:50.000) para bloquear os nervos alveolares superiores (posterior, médio e anterior) e os nervos palatinos (posterior e nasopalatino). Atualmente, o protocolo foi simplificado com a utilização de anestesia local e sedação oral ou intravenosa. Este procedimento só é recomendado se o cirurgião for experiente. A duração prevista é de <1,5 h. O procedimento anestésico local inclui o uso simultâneo de quatro abordagens anestésicas locais diferentes, como segue:

- Anestesia normal por infiltração (epinefrina 1:50.000) no sulco bucal desde o incisivo central até ao terceiro molar com lidocaína com epinefrina 1:50.000 (cerca de 3,6 ml) e bloqueio do nervo alveolar superior posterior cerca de 1 cm palatino à crista óssea.
- Bloqueio do nervo infra-orbital por via oral com lidocaína (epinefrina 1:50.000) ou felypressin com cerca de 1,8 ml de prilocaína. Bloqueio do gânglio esfeno-palatino através do forame palatino maior com lidocaína (epinefrina 1:50.000)

ou felypressin com cerca de 1,8 ml de prilocaína. Anestesia por infiltração na zona do zigoma através da pele com cerca de 3,6 ml de lidocaína (epinefrina 1:50.000).

- Bloqueio do gânglio esfeno-palatino através do forame palatino maior com lidocaína (epinefrina 1:50.000) ou felypressin com cerca de 1,8 ml de prilocaína.

- Anestesia de infiltração à volta da zona do zigoma através da pele com cerca de 3,6 ml de lidocaína (epinefrina 1:50.000).

A técnica original: São identificados os pontos de referência, ou seja, a crista vertical/limite anterior do arco zigomático. Em segundo lugar, o bordo orbital lateral. Em seguida, um retalho mucoperiosteal é levantado, expondo a parte central/posterior do complexo zigomático, a parede lateral do seio maxilar e a crista alveolar. É criada uma janela óssea no aspeto lateral do seio maxilar com cerca de 10 mm de largura, seguindo o trajeto pretendido do implante zigomático desde o fundo do seio até ao topo da cavidade sinusal. A membrana do seio maxilar é dissecada cuidadosamente e colocada na cavidade do seio maxilar. Para penetrar no processo alveolar e no osso zigomático, é utilizada uma série de brocas. O comprimento estimado do implante zigomático é selecionado utilizando um medidor de profundidade. O implante zigomático auto-roscante é colocado com a ajuda de um motor ou manualmente, utilizando um suporte de implante. Se necessário, partículas de osso colhidas localmente podem ser colocadas à volta do implante, num esforço para diminuir um eventual espaço entre a superfície do implante e o osso palatino. É colocado um parafuso de cobertura no implante e o retalho mucoperiosteal é fechado. A conexão do pilar é normalmente efectuada após um período de cicatrização de 6 meses, utilizando pilares Branemark standard ou multiunit rectos/angulados.

Modificações do protocolo original: a abordagem zigomática guiada pela anatomia A técnica original foi modificada, permitindo um percurso extra-sinusal para os implantes zigomáticos, de modo a utilizar uma abordagem anatómica e mais orientada para a prótese. A abordagem zigomática guiada pela anatomia (ZAGA) é uma modificação da técnica original de implante zigomático que se centra nas diferenças anatómicas interindividuais. A nova abordagem não é nem "interna" nem "externa" à parede do seio, mas, em vez disso, incentiva a colocação do implante zigomático de acordo com a anatomia do paciente. Foram identificadas cinco formas esqueléticas básicas do complexo zigomático e crista alveolar e as vias de implante subsequentes. Em seguida, foi apresentado um sistema de classificação composto por cinco grupos, nomeadamente ZAGA 0-IV. Acredita-se que o sistema proposto é útil para classificar os pacientes com implantes zigomáticos para o planeamento da terapia e para fins de acompanhamento científico. O clínico poderá utilizar o osso da crista disponível, permitindo também a integração óssea ao nível do corpo do implante e do pescoço na maioria dos tipos ZAGA.

Procedimento protético O implante zigomático tem uma elevada probabilidade de se dobrar sob cargas horizontais. Isto está relacionado com dois factores:

1. O comprimento muito maior destes implantes (30-52,5 mm)
2. O facto de, em algumas circunstâncias, existir um suporte ósseo limitado ou inexistente na crista alveolar maxilar.

Com base na experiência clínica e nos cálculos teóricos biomecânicos, uma restauração de arcada completa do maxilar, suportada por dois implantes zigomáticos, um de cada lado, deve ser assistida por, pelo menos, dois implantes convencionais no maxilar anterior. O procedimento protético segue os protocolos convencionais. Como a emergência do implante zigomático é frequentemente 10-15 mm medial à crista, a ponte deve ser concebida de forma a permitir uma higiene oral adequada na área. Idealmente, para a técnica do zigoma, era recomendado um procedimento em duas fases. Mas, ao longo do tempo, o protocolo original foi alterado com carga imediata. Muitos relatórios clínicos demonstraram bons resultados após a carga imediata/precoce de implantes zigomáticos no maxilar completamente desdentado. A prótese provisória é fundamental para os pacientes tratados com implantes zigomáticos. Os objectivos destas próteses são

1. Proporcionar uma estética aceitável.
2. Função mastigatória
3. Função da fala durante o processo de cicatrização,

4. Explorar a posição oclusal e estética dos dentes e dos substitutos de tecidos moles.

A opção normal para as próteses provisórias e definitivas é desenvolver uma estrutura aparafusada que possa ser facilmente removida em caso de complicações. Durante a colocação do implante, o cirurgião deve providenciar a inclinação correta do implante em relação à dentição antagonista. Atualmente, a cabeça do implante zigomático pode ser colocada com precisão, observando o parafuso que fixa o suporte do implante ao implante. A posição do parafuso duplica exatamente a posição do futuro parafuso do pilar.

IMPLANTES PTERIGÓIDES:

O implante pterigoide é um implante anaxial colocado através da tuberosidade maxilar com fixação apical no processo pterigoide do osso esfenoide e no processo piramidal do osso palatino. Os implantes pterigóides foram propostos pela primeira vez por Linkow em 1975 e o método foi descrito pela primeira vez por JF Tulasne em 1992. O seu comprimento varia entre 16 e 20 mm, têm um ápice pontiagudo e auto-roscante para garantir uma forte ancoragem quando inseridos.

Causas de falha dos implantes convencionais:

- Baixa qualidade e quantidade de osso, pneumatização do seio maxilar.
- Baixa densidade óssea.
- Rutura da membrana sinusal durante procedimentos de elevação do seio maxilar,
- Infiltração de enxertos ósseos no seio
- Perda de enxertos ósseos devido a reabsorção durante o procedimento de aumento ósseo
- Elevada morbilidade observada nos implantes zigomáticos
- Afrouxamento ou quebra de parafusos em implantes inclinados

Existe uma diferença significativa entre os implantes pterigóides e os implantes de tuberosidade. Os implantes pterigóides são colocados na parte cortical densa do osso pterigoide e no osso palatino, enquanto os implantes da tuberosidade são direcionados e colocados no osso esponjoso maxilar de fraca qualidade. Embora a tuberosidade maxilar seja conhecida por ter a densidade óssea mais baixa da cavidade oral, assenta numa massa mais densa de osso cortical formada pela parte do osso palatino e do osso esfenoidal. Todos os "implantes pterigóides" abrangem a região da tuberosidade, mas todos os "implantes de tuberosidade" não envolvem necessariamente o processo pterigoide.

Indicações :

- Pacientes parcialmente edêntulos.
- Arcos absolutamente exuberantes
- Para a reabilitação de defeitos de maxillectomia

Contra-indicações :

- Pacientes com trismo
- Ausência de tuberosidade maxilar
- Terceiro molar superior afetado que provoca a obliteração da área

Vantagens:

- Não é necessário enxerto ósseo
- A colocação de implantes dentários na região pterigoide fornece suporte ósseo posterior para a prótese, sem aumento do fundo do seio, e pode obter uma melhor distribuição das forças mastigatórias em comparação com os implantes maxilares convencionais.
- Reabilitar os pacientes com uma prótese fixa maxilar satisfatória em toda a arcada, que normalmente se estendia do segundo molar ao segundo molar.

Desvantagens :

- Técnica sensível
- É necessário um suporte ósseo adequado na respectiva área

Anatomia :

Estão presentes estruturas específicas na parte posterior do maxilar que proporcionam uma possível ajuda para a colocação de implantes. São elas a tuberosidade do osso maxilar, o processo piramidal do osso palatino e o processo pterigoide do osso esfenoidal.

Tuberosidade: A tuberosidade é a porção posterior do rebordo alveolar maxilar e apresenta-se como uma protuberância convexa que é tipicamente distal ao segundo molar, quando presente. O limite medial e posterior é o processo piramidal do osso palatino e a superfície anterior do processo pterigoide do osso esfenoide. A abordagem piramidal é o seu limite medial e posterior. O processo piramidal liga-se à superfície anterior das placas pterigóides do osso esfenoide e interpõe-se entre a extremidade inferior das placas pterigóides e a tuberosidade maxilar, criando uma coluna estreita de osso denso, designada pilar pterigoide, na qual pode ser colocada a porção apical de um implante.

Quando a tuberosidade tem dimensões favoráveis em termos de altura, largura e comprimento, um implante pode ser colocado com sucesso dentro desta anatomia óssea. No entanto, quando o volume e/ou a qualidade do osso da tuberosidade é insuficiente, é necessário colocar um implante com um ângulo mais medial e posterior. O implante deve ser colocado paralelamente à parede posterior do seio para evitar a penetração do seio, o que torna necessária a colocação do implante angulado.

Processo pterigoide: Os processos pterigóides são duas colunas ósseas mais compactas do que a maxila superior. Descem do osso esfenoide para a zona inferior. O processo pterigoide divide-se em três partes: base superior, asa e sulco pterigoide. O processo pterigoide conforma a largura da sutura pterigomaxilar. A sutura pterigomaxilar na metade inferior é formada por três ossos: tuberosidade, processo piramidal e processo pterigoide. Se estes ossos forem observados em vista lateral, encontram-se quatro formas diferentes:

Tipo I: Equilátero Forma do triângulo.

Tipo II: Retângulo Forma do triângulo.

Tipo III: Forma retangular-triangular estreita.

Tipo IV: Não há forma na visão lateral.

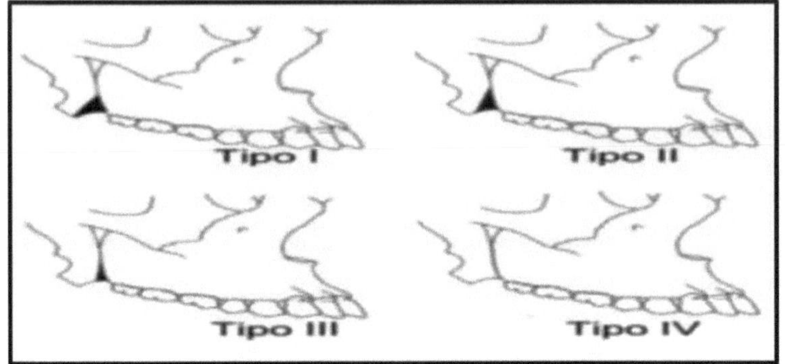

Fig. 58: Tipos de processo pterigoide

Área de colocação:

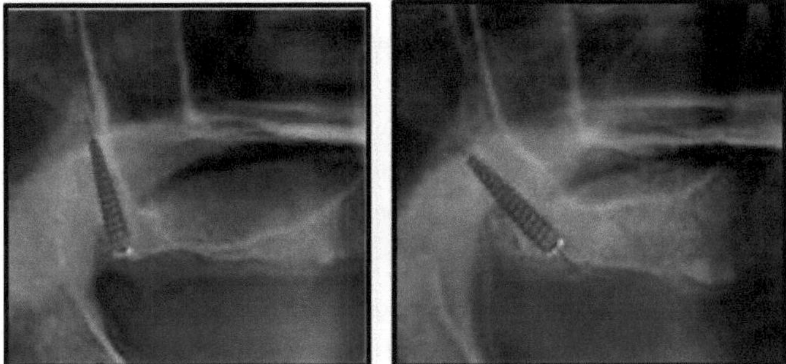

Fig.59: Vista radiográfica

A área da maxila edêntula posterior pode ser classificada em dois grupos, dependendo da posição do seio maxilar em relação ao osso disponível da tuberosidade onde será colocado um implante pterigoide. O PTG alto (à esquerda) permite uma colocação mais vertical, passando pela tuberosidade e atingindo as placas pterigóides, mas sem passar pelo processo piramidal, e o PTG baixo (à direita) exige uma colocação angulada posteriormente, que passa da tuberosidade, do processo piramidal e, finalmente, atinge as placas pterigóides.

Técnica de colocação do implante pterigoide

O implante PTG (Biohorizons, Birmingham, AL, EUA) foi especificamente concebido para ser utilizado na zona pterigoide.

Após a administração de anestesia local na maxila posterior, é efectuada uma incisão crestal a partir da incisura hamular mesialmente à área pré-molar, é efectuada uma incisão de libertação vertical no aspeto anterior da incisão e é elevado um retalho de espessura total para expor a tuberosidade. Quando os implantes vão ser colocados numa abordagem cirúrgica da arcada completa, a incisão crestal continua até à incisura hamular oposta e a incisão de libertação vertical pode ser colocada na área do canino bilateralmente ou na linha média.

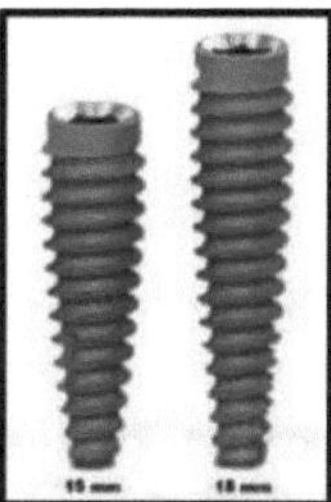

Fig. 60: Os implantes PTG (pterigóides) são fornecidos com 4,2 mm de diâmetro e em dois comprimentos disponíveis, 15 mm e 18 mm, para se adaptarem às condições anatómicas

É criada uma covinha na osteotomia planeada, no centro da tuberosidade, com uma broca redonda #6 na peça de mão cirúrgica.

A broca de alinhamento é utilizada de seguida para iniciar a osteotomia até uma profundidade de 5 mm na angulação planeada com base na análise radiográfica. O cubo desta broca impede uma penetração superior a 5 mm, garantindo uma maior segurança.

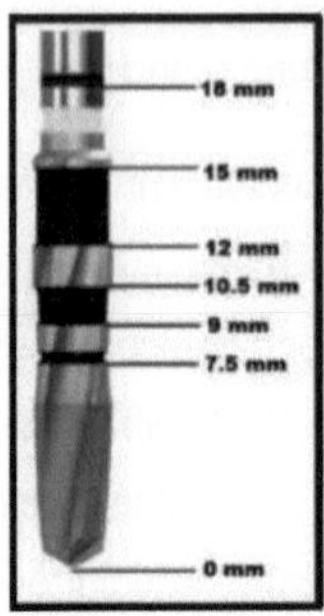

Fig. 61: As brocas de osteotomia estão claramente marcadas quanto à profundidade para ajudar na preparação do local no maxilar posterior, onde a visualização pode ser dificultada devido à anatomia circundante.

É tirada uma radiografia periapical para verificar se a trajetória da broca é paralela à parede posterior do seio. De seguida, a broca inicial de 1,5 mm é utilizada a uma profundidade até se sentir o osso denso das placas pterigóides. As brocas são então propositadamente perfuradas em 1-2 mm. de 10,5 mm com base na marcação de profundidade no eixo das brocas. A verificação da angulação também pode ser efectuada com esta broca. A osteotomia é continuada com brocas HD de haste alargada, disponíveis nos diâmetros de 2,0, 2,5, 2,8, 3,2 e 3,7 mm. A osseodensificação é planeada como parte da preparação do local após a utilização da broca HD de haste estendida de 2,0 mm, as brocas de osseodensificação são utilizadas a uma profundidade inferior a 3,7 mm de largura e, em seguida, o próprio implante fará a osseodensificação final durante a colocação.

O desenho da incisão é tal que toda a tuberosidade, incluindo o seu aspeto posterior, fica a descoberto para visualização e instrumentação.

O ponto de entrada da broca é frequentemente marcado 3-4 mm à frente da região posterior da tuberosidade. O eixo da broca corre em direção ao palato a cerca de 20-30° no plano horizontal e a cerca de 45° em relação ao plano maxilar. A perfuração com uma broca piloto continua até à sutura pterigopalatina-tuberosidade, que é a região de ancoragem para um implante pterigoide. São utilizados três tipos diferentes de brocas para a inserção. Toda a preparação é efectuada em modo subpreparado, a uma velocidade de trabalho de 600 rpm ou manualmente.

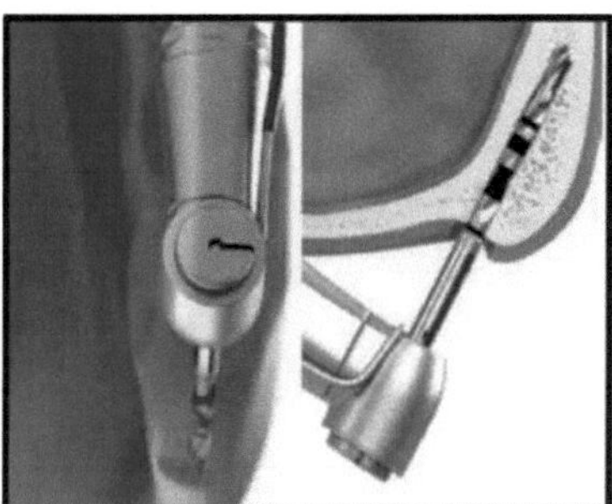

Fig. 62: É utilizada uma broca de 2,0 mm seguindo a mesma angulação e trajeto que foram realizados com a broca inicial de 1,5 mm até à profundidade pretendida de 15 ou 18 mm, dependendo do implante PTG que foi planeado com base na anatomia presente

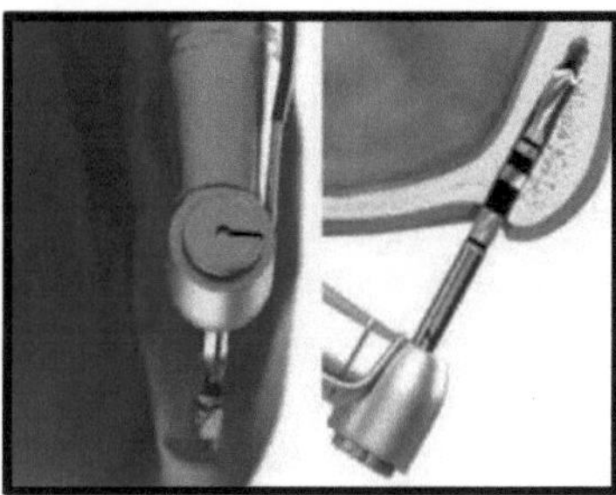

Fig. 63: A osteotomia é continuada com a broca de 2,5 mm até à profundidade estabelecida

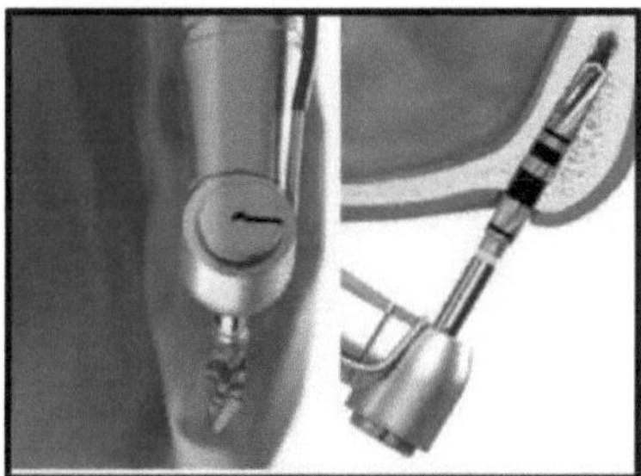

Fig. 64: A osteotomia é então continuada com a broca de 3,2 mm, seguindo a

angulação e a profundidade estabelecidas com as brocas PTG anteriores.

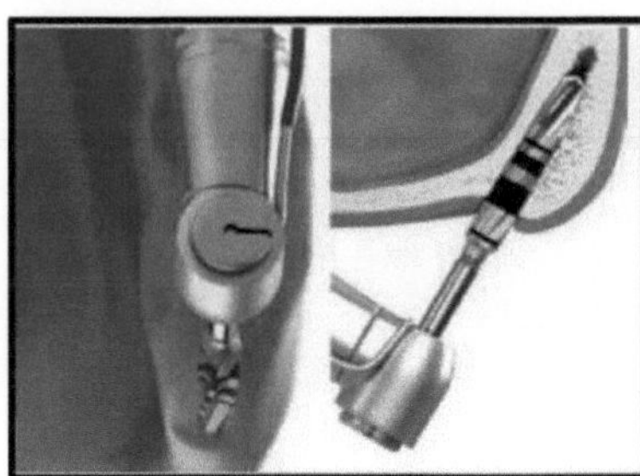

Fig. 65: A osteotomia é concluída com a broca de 3,7 mm para acomodar o implante PTG de 4,2 mm de diâmetro, que efectuará a osteocompressão à medida que é inserido na osteotomia, proporcionando uma boa estabilidade inicial com o osso circundante

Quando a osteotomia estiver concluída, a chave da peça de mão é colocada na peça de mão cirúrgica e inserida no implante no contentor com o hexágono da chave a encaixar no hexágono interno do implante. Um anel de pressão PEEK encaixa no implante apicalmente ao hexágono para estabilizar o implante na chave e evitar a sua queda quando é transportado do contentor para o local da osteotomia durante a inserção. O implante é transportado para a osteotomia na chave e, a 30 rpm e com um binário de 35 ncm, o implante PTG é introduzido no local até ser colocado ¾ na osteotomia ou até a unidade cirúrgica atingir o binário de inserção. O implante é então colocado manualmente através de uma técnica de condensação óssea, devido às suas caraterísticas auto-roscantes e compressivas. O implante é ancorado na placa pterigoide do osso esfenoide, através dos ossos maxilar e palatino e com angulação distal entre 35° e 55°.

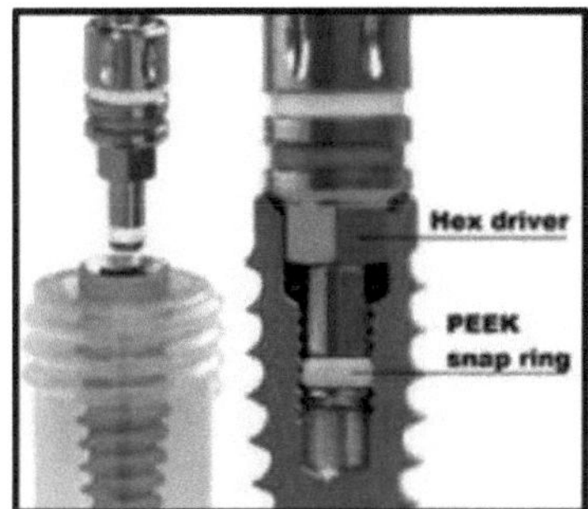

Fig. 66: A peça de mão e as chaves de catraca têm um hexágono que encaixa no hexágono interno do implante PTG com um anel de encaixe PEEK que liga por fricção a chave e o implante, impedindo que o implante caia da chave enquanto o transporta para o local preparado intra-oralmente.

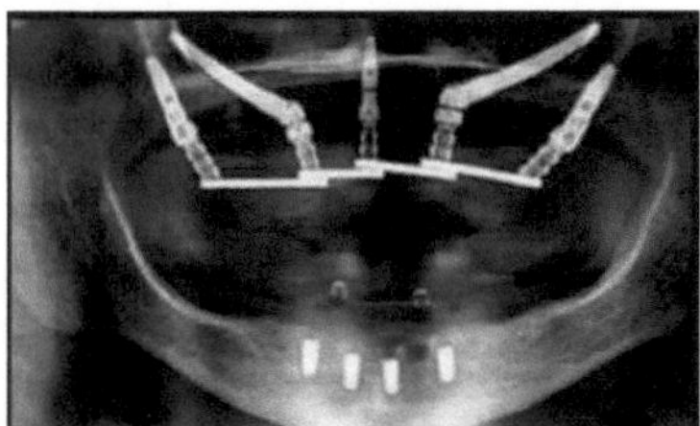

Fig. 67: São normalmente utilizados pilares multiunidades rectos, mas devido à angulação em que o implante pterigoide é colocado, tanto no plano mesial-distal como no plano bucal-palatino, é necessário um pilar multiunidades angulado, que está disponível numa angulação de 17 e 30 graus, com todos os pilares multiunidades disponíveis em diferentes alturas de colo com base na profundidade do tecido mole.

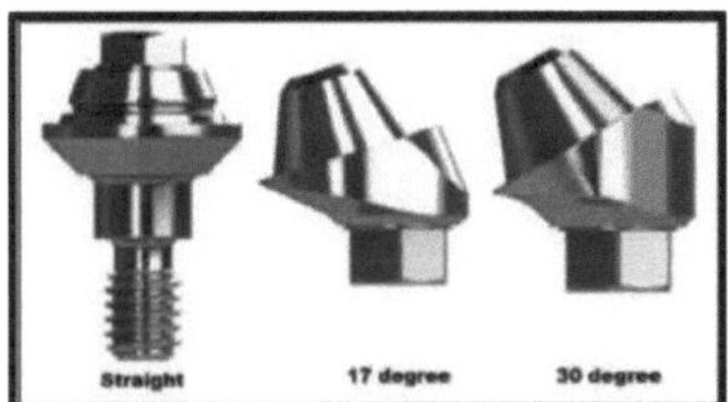

Fig. 68 : Os casos que estão a ser tratados com implantes zigomáticos também podem ser complementados com implantes pterigóides, permitindo uma melhor estabilização posterior para um melhor manuseamento da carga durante a função

Se for planeada uma carga imediata através de uma prótese híbrida provisória, é colocado um pilar provisório de titânio, ou seja, uma coifa multiunidades, no implante PTG e recolhida na restauração provisória. Quando não for possível efetuar a carga imediata, para evitar a irritação da bochecha e da língua do paciente durante a fase de cicatrização, é colocada uma coifa de cobertura de várias unidades no pilar múltiplo

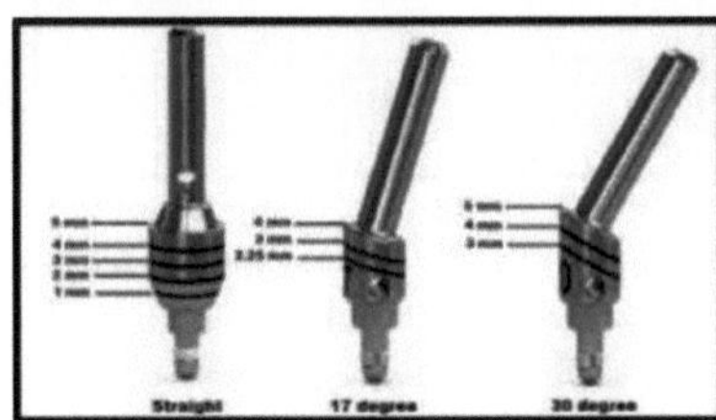

Fig. 69: Estão disponíveis pilares de prova multiunidades para os pilares multiunidades rectos, de 17 graus e de 30 graus, para ajudar a medir a espessura do tecido mole e selecionar o pilar multiunidades adequado para esse local específico.

O objetivo durante a colocação do implante pterigoide é que, na inserção final na osteotomia, a covinha esteja a meio vestibular ou a meio palatal do rebordo, o que assegura que o hexágono dos implantes está corretamente orientado.

Considerações protéticas

Os implantes BOI, quando utilizados em regiões anteriores estéticas, devem ser trabalhados numa ponte provisória a longo prazo para ignorar problemas com os hábitos alimentares dos pacientes, antes da restauração definitiva. Se o tratamento for planeado para um paciente completamente desdentado, num utilizador anterior de prótese completa, a prótese pode ser refeita numa ponte fixa temporária. Esta ponte provisória pode ser alterada com cerâmica ou resina. Os materiais de moldagem tipicamente utilizados são os silicones convencionais, poliéster ou alginato. No caso de ser necessário efetuar uma impressão após o procedimento de implantação, as suturas recentes não são perfuradas. O procedimento de moldagem e registo da mordida são executados lado a lado com moldeiras de rebordo oclusal. A vantagem é que a presença de um ligeiro mau posicionamento dos implantes ou pilares anteriores pode ser averiguada e ligada.

TIPOS DE SOBRECARGAS

Os implantes BOI são susceptíveis de sobrecarga devido às superfícies de transmissão de carga pesada. Existem quatro tipos de sobrecargas.

1. Sobrecarga primária: Quando a prótese apresenta um ou mais contactos precoces nos locais de implantação, é definida como sobrecarga primária. Esta é corrigida através da redução dos segmentos afectados com instrumentos abrasivos.

2. Sobrecarga secundária: Quando a posição espacial da mandíbula muda devido à alteração muscular, é definida como sobrecarga secundária. Desenvolve-se naturalmente como uma força adaptativa causada pela interação a curto prazo entre os músculos da mastigação. Está relacionada com a sobrecarga primária.

3. Sobrecarga terciária: A sobrecarga que ocorre devido ao facto de as relações posicionais bimaxilares poderem sofrer alterações substanciais é denominada sobrecarga terciária. É corrigida através da redução das áreas afectadas ou da substituição da restauração.

4. Sobrecarga Terciária Iatrogénica: Ocorre devido a ajustes oclusais imprudentes efectuados pelo dentista sem consciência do problema. Ocorre de

forma abrupta e tem maior risco de fratura do implante.

Objectivos de tratamento para a prótese:

- A inclinação da curva deve resultar numa curva oclusal normal.
- A ponte deve ser avaliada em relação ao tecido mole.
- O contacto do cheque deve ser avaliado. Uma vez que os utilizadores de próteses de longa duração têm um aumento do volume de tecido mole nos controlos.

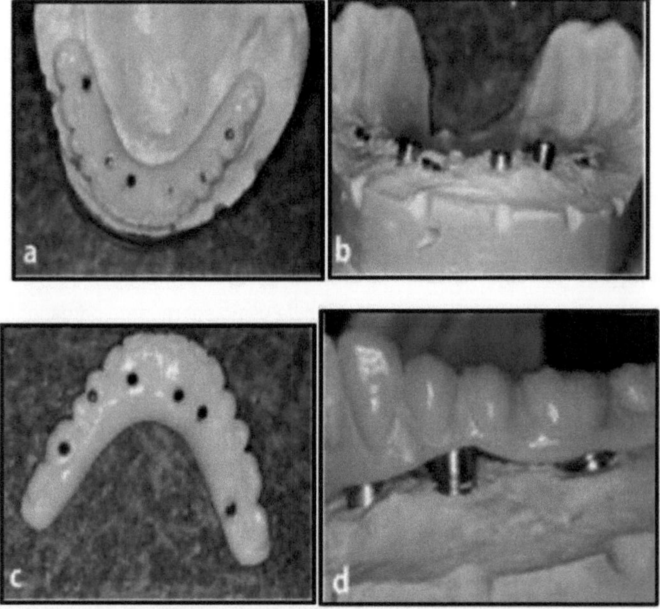

Fig. 70: Ponte provisória aparafusada na mandíbula suportada por implantes ID. Boa acessibilidade para os instrumentos de higiene oral e o desenho maciço da estrutura.

Ligação de emergência plana

Todos os implantes de disco, o implante fractal monobloco e o pilar transgengival monobloco têm o mesmo perfil de emergência plano (conceito monobloco), tal como proposto em 2020 por G. M. Scortecci.

Trata-se de uma união de três elementos, uma junta plana e um hexágono exterior protegido por um conjunto cilíndrico-cónico (cone de cavalo). Esta emergência assegura um encaixe passivo mesmo em posição angulada/divergente.

As opções protéticas para implantes monobloco incluem:

- Extensão com pilar transgengival monobloco em caso de espessura gengival superior a 3,5 mm
- Prótese aparafusada direta
- Pilares hexagonais para próteses retidas com cimento
- Acessórios para bolas
- Telescópio
- Coifa de plástico fundível para substituições de dentes unitários e pontes de várias unidades.

Quando o implante de disco é colocado numa gengiva espessa de 3,5 mm, a colocação de pilares transgengivais monobloco ajuda no aumento ósseo e na gestão dos tecidos moles. O pilar e o implante devem encaixar corretamente. Qualquer espaço entre eles não proporciona uma impressão precisa, o que leva a uma prótese inadequada, a uma distribuição desigual das forças e ao afrouxamento/fratura do parafuso do pilar/corpo do implante.

Estas unidades são encontradas utilizando a IOPA com a radiografia direcionada para ângulos rectos em relação ao longo eixo do implante e deve estar paralela à superfície superior do implante. Quando as IOPA não são claras, as radiografias panorâmicas são aconselhadas para a avaliação de reabilitações extensas e restaurações de arcada completa.

Técnicas de impressão

Os implantes de disco utilizam os mesmos componentes protéticos que os implantes monobloco com forma de raiz fractal que têm um perfil de emergência plano. Recomenda-se a utilização de uma moldeira de impressão e de uma coifa de impressão em titânio do tipo pick up.

- Para restaurações parciais (pontes), são utilizadas coifas de impressão em titânio ligadas com resina Luxabite com uma moldeira aberta.
- Para pacientes completamente desdentados, é efectuada uma impressão de recolha, com todas as coifas de impressão em titânio ligadas com Luxabite.
- É indicada a utilização de um aro de gesso para verificar a exatidão.

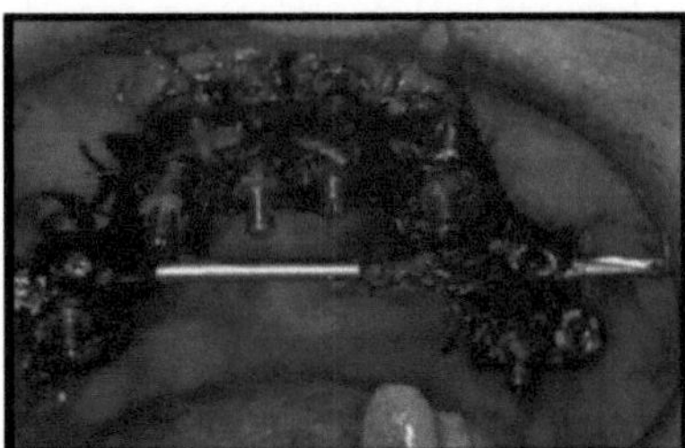

Fig. 71: Coifas de impressão ligadas com Luxabite. É utilizada uma barra transpalatina para evitar a distorção da impressão.

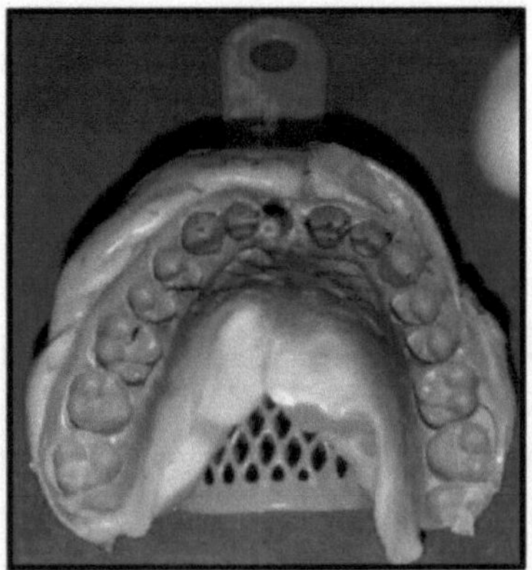

Fig. 72: Impressão do implante

Transferência da relação interarcos e registo da oclusão

- Para pacientes completamente desdentados, este é um passo crítico. Após a realização da impressão, a primeira relação inter-arcos é registada com a ajuda de uma mordida direta de silicone de tecido duro ou de uma prótese existente revestida com silicone. Isto permite que o técnico faça um implante rígido aparafusado ao rebordo oclusal com um bloco de cera posterior para verificar novamente a oclusão.

- Os pacientes parcialmente desdentados podem ser divididos em 2 grupos:

a. Pacientes com poucos dentes naturais fiáveis: Pode ser utilizada uma mordida de borracha de silicone ou cera dura.

b. Pacientes sem dentes opostos: É formado um rebordo oclusal fixo com parafusos.

c. Para pacientes com parafuso aparafusado ao implante: Pode servir como transferência.

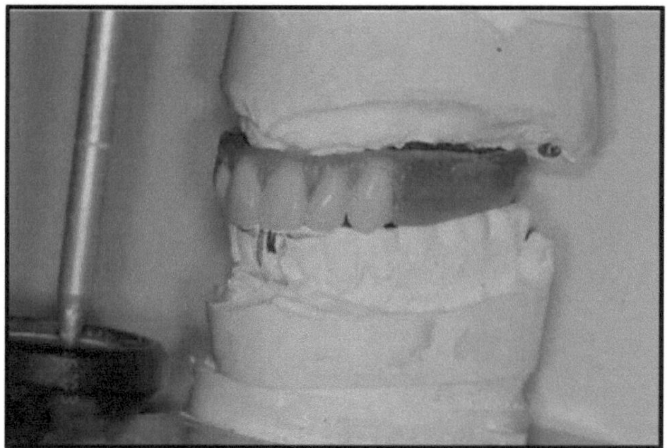

Fig. 73: Aro oclusal de acrílico/titânio aparafusado com seis dentes anteriores comerciais para avaliação da oclusão e cosmética

Fabrico de próteses provisórias / definitivas Parafuso - fixo fixado restauração: Após a recolha da impressão com coifa de impressão em titânio

- No caso de carga diferida, o molde é efectuado após 4-6 meses da colocação do implante.
- Para carga imediata, a impressão é feita diretamente e uma restauração de titânio fixa e aparafusada é colocada 24-72 horas após a operação.

A oclusão, a fonação e a estética são verificadas. Após 6 meses, é efectuada outra impressão para a prótese definitiva com próteses de transição ou novas coifas de impressão. Depois disso, são verificados o enceramento e a maqueta, após o que é concluída a restauração definitiva.

A restauração final consiste num cilindro de ligação de titânio maquinado em zircónia total colado à prótese de zircónia total e aparafusado firmemente ao implante.

Acompanhamento e manutenção efectuados aos 1, 3 e 6 meses e, posteriormente, todos os anos.

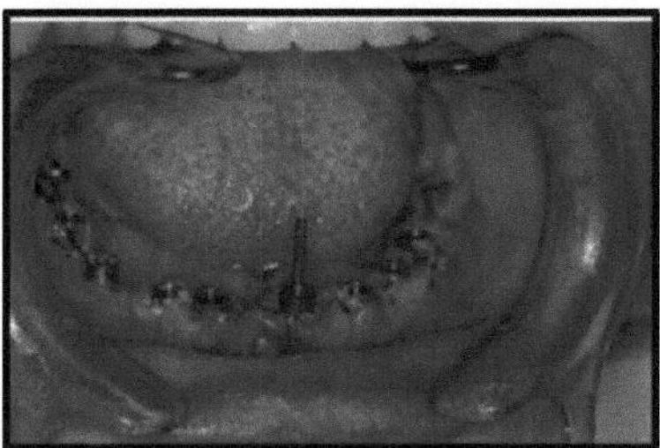

Fig. 74: Um parafuso de posicionamento permite uma colocação fácil da ponte a ser aparafusada nos perfis de emergência planos.

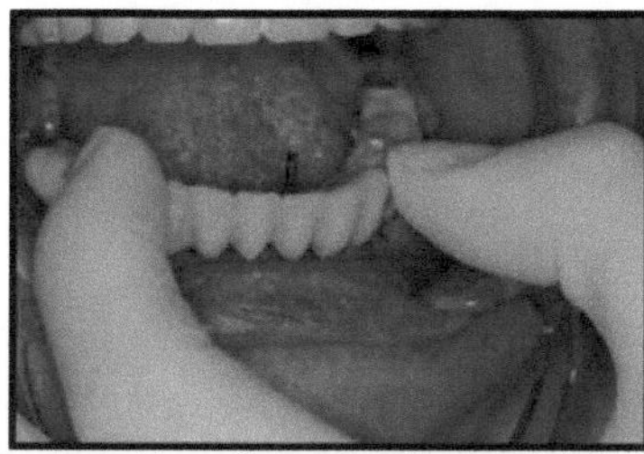

Fig. 75: Colocação da prótese fixa sobre implante inferior. O parafuso de posicionamento mantém a ponte no lugar durante o procedimento de aparafusamento

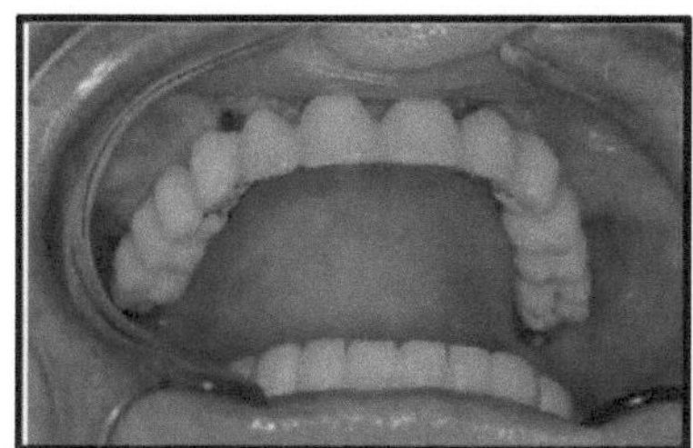

Fig. 76: Molduras de crómio-cobalto com dentes de resina: restauração maxilo-mandibular completa aparafusada. Protocolo de carga funcional imediata

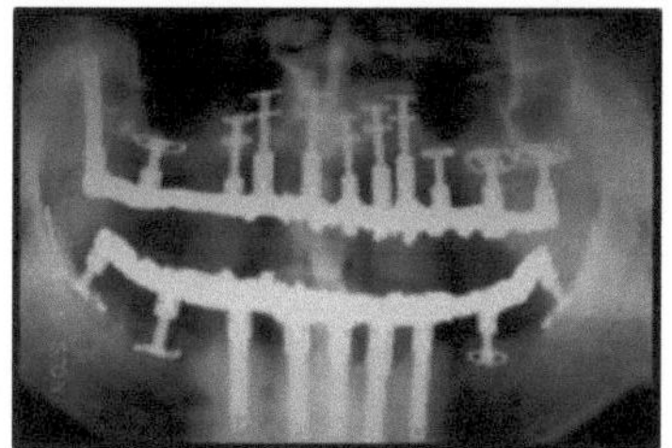

Fig. 77: Vista panorâmica ao fim de 1 ano

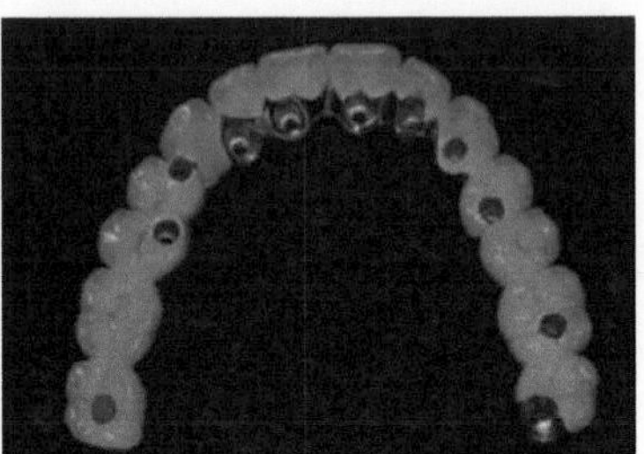

Fig. 78: Após 1 ano de função com a ponte de transição, foi efectuada a ponte definitiva em cerâmica cozida-tometal

PRÓTESE RETIDA POR CIMENTO

- A impressão de recolha é efectuada utilizando coifas de impressão em titânio.
- A mordida de silicone ou cera dura é utilizada para registar a relação inter-arcos
- Se os implantes não estiverem perfeitamente colocados, deve ser feito um pilar angulado personalizado com um stent de posicionamento e uma mordida de plástico rígido para um novo registo oclusal.
- É então feita uma impressão do pilar personalizado e enviada para o laboratório dentário, juntamente com um registo oclusal, para o fabrico da ponte fixa definitiva retida em cimento. O paciente usa uma ponte fixa acrílica cimentada de transição até que a ponte definitiva seja fabricada.
- A utilização de corpos de scanner intra-orais ou em laboratório permite a prótese virtual em implantes basais. O corpo do scanner é posicionado no implante diretamente na boca do paciente; os dados do scanner e um registo oclusal são depois enviados para o laboratório dentário para a preparação de um pilar personalizado. Isto aplica-se apenas a substituições de dentes unitários e pontes pequenas.

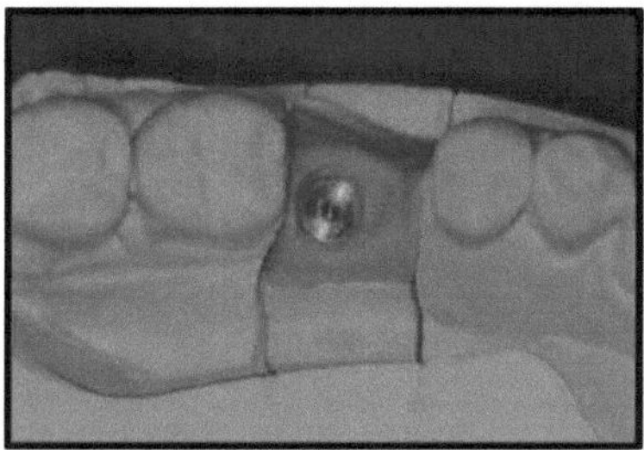

Fig. 79: O perfil de emergência plano é visível no modelo mestre

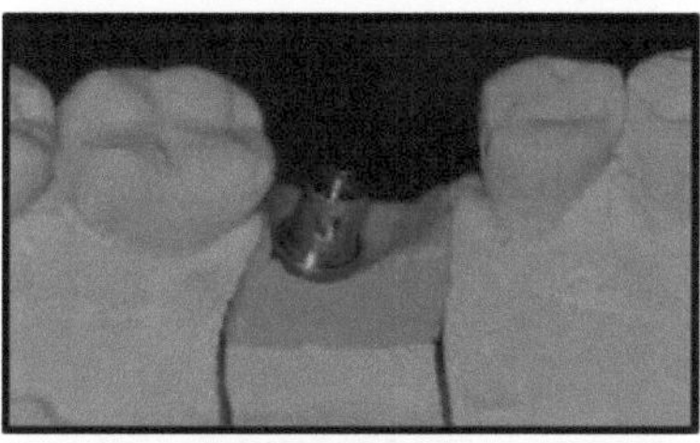

Fig. 80 Pilar reto aparafusado sobre a emergência plana.
Foi preparado um
canal de escape lingual

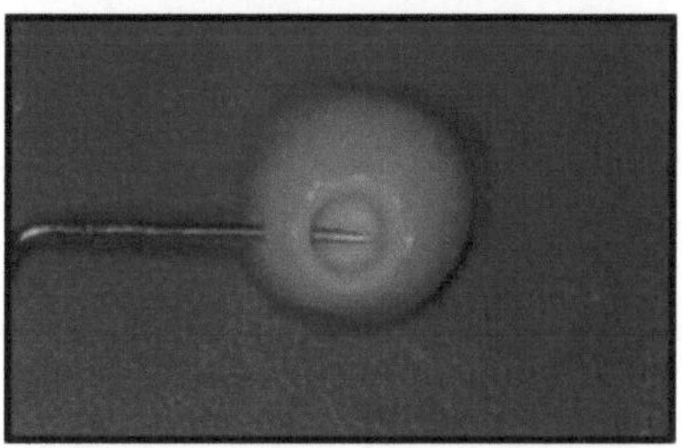

Fig. 81: O mesmo canal de fuga no dente de zircónio

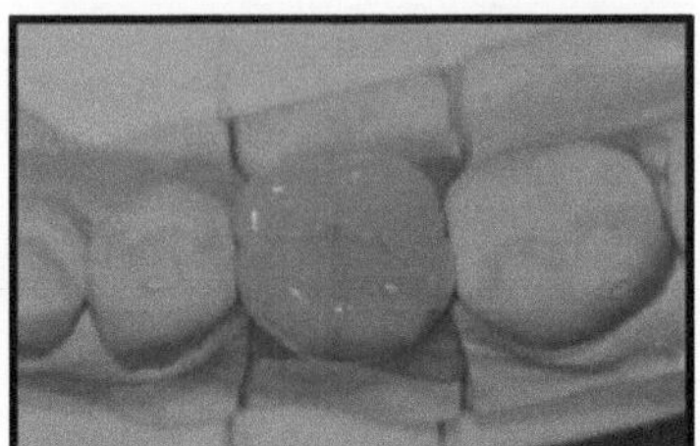

Fig. 82: Vista oclusal do dente.

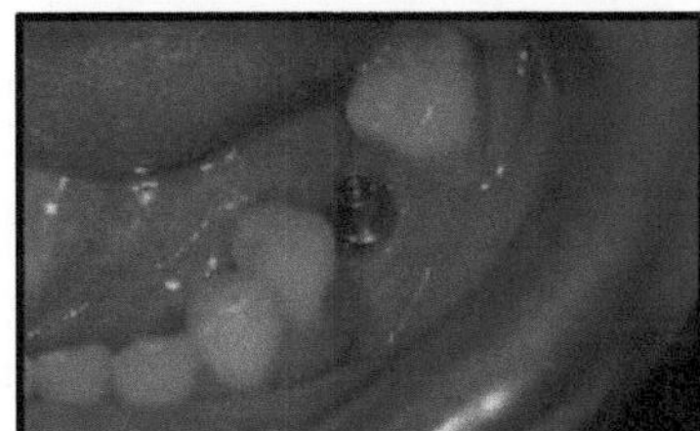

Fig. 83: Pilar na boca

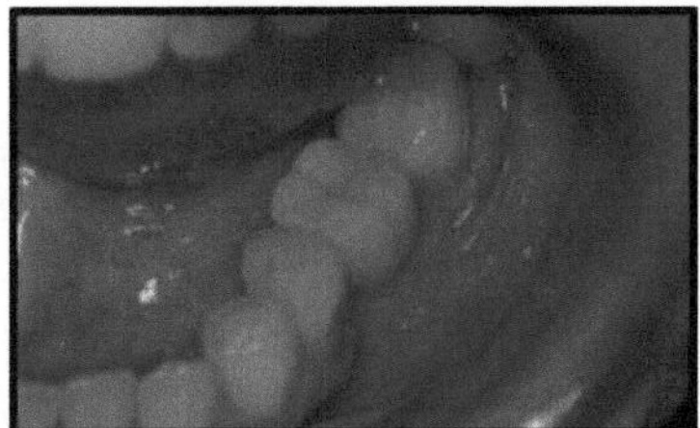

Fig. 84: Vista intra-oral do pilar cimentado

Dentisteria de fluxo digital

Os gabinetes dentários e laboratórios em expansão estão totalmente equipados para CAD-CAM e tecnologias de digitalização. Antes de efetuar a prótese definitiva suportada por implantes, deve ser sempre verificada a aceitação da restauração final na boca do doente, através de um enceramento e de uma maquete de ensaio. As fresadoras digitais necessitam de um deslocamento preciso da posição do implante antes de começarem a efetuar qualquer reabilitação protética com um ajuste passivo absoluto. Após a validação do dente ou prótese de transição implanto-suportada, ou seja, após 6-12 meses, a restauração definitiva pode ser preparada pelo laboratório com um número mínimo de alterações e ajustes. A prótese de transição pode ser utilizada como transferência para a restauração definitiva. Em muitos casos, pode mesmo ser preservada como restauração definitiva por razões clínicas, mecânicas e económicas.

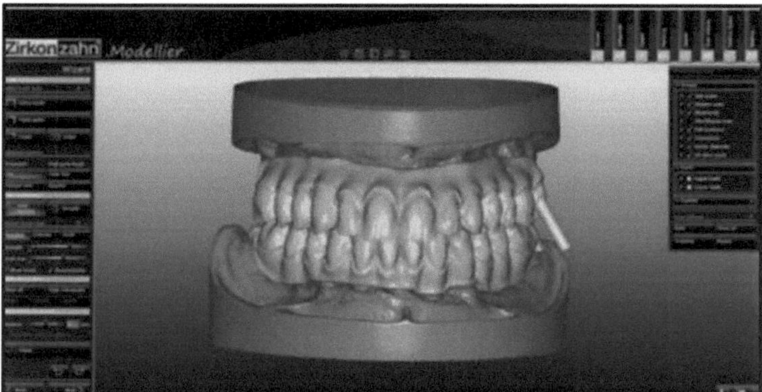

Fig. 85: Reconstrução digital da prótese

Cicatrização peri-implantar

O conceito convencional de osteointegração é designado por "osteo-adaptação" no caso dos implantes basais, uma vez que a remodelação do osso ocorre sob carga funcional contínua e o osso adapta-se à superfície do implante. A osteo-adaptação ocorre através da "Unidade Multicelular Óssea" (BMU). O cone de corte é constituído por células osteoclásticas que destroem o osso perto da região peri-implantar. A cauda é constituída por células osteoblásticas que formam osso novo. À medida que a unidade se move no osso, a atividade osteoclástica precede a atividade osteoblástica. A formação de BMU ocorre durante a remodelação imediata do osso sob stress funcional, que inicia a cicatrização e, finalmente, resulta em osso peri-implantar denso.

As diferentes fases envolvidas são:

1. **Fase de ativação -** As células precursoras ou células mesenquimatosas humanas desenvolvem-se em osteoblastos e osteoclastos, o que dura 3 dias.
2. **Fase de reabsorção -** Ocorre atividade osteoclástica que revela o osso mole e poroso. Esta atividade ocorre a uma taxa de 40 pm/dia.
3. **Fase de inversão -** A atividade osteoblástica tem lugar nesta fase. Os osteoblastos depositam osso novo nos canais haversianos a um ritmo de 1 -2 pm/dia.
4. **Fase progressiva -** Os osteoblastos formam lamelas concêntricas nos canais haversianos, o que leva à redução do diâmetro do canal e, por sua vez, aumenta a espessura do osso. O diâmetro do canal haversiano é de 40-50 µm. Forma-se uma matriz osteoide não mineralizada. Esta fase tem a duração de 3 meses.
5. **Fase mineralizada -** A fase de mineralização começa após 10 dias de formação do osteoide.

   - Fase de mineralização primária - Esta fase fornece a dureza primária ao osteoide e é responsável por 60% da mineralização.
   - Fase de mineralização secundária - Esta fase tem impacto na dureza final e na morfologia final do osso. Esta fase tem a duração de 6-12 meses.

6. **Fase de dormência -** Os osteoblastos convertem-se em osteócitos e revestem os canais haversianos, assumindo funções mecânicas, metabólicas e homeostáticas.

Durante estas fases, os implantes estão sujeitos a cargas funcionais e, por isso, há um estímulo contínuo da BMU ao longo da vida do implante, o que faz com que o osso peri-implantar se torne denso e se adapte à superfície do implante, daí o termo "Osseoadaptação". É assim que a remodelação desempenha um papel fundamental e é designada como a "4ª Dimensão". Por conseguinte, pode afirmar-se que a cicatrização peri-implantar é um processo que dura toda a vida, utilizando o conceito de micromovimento e compressão óssea, razão pela qual estes implantes são também designados por "implantes ortopédicos", uma vez que utilizam os mesmos princípios de cicatrização peri-implantar e densificação óssea. No que respeita aos implantes KOS e KOS plus, uma vez que estes implantes são tratados à superfície, a cicatrização peri-implantar ocorre de acordo com o conceito de osseointegração e a remodelação é um processo que dura toda a vida.

Complicações

Complicações durante a cirurgia

Hemorragia intra-operatória

Após a osteotomia, qualquer hemorragia intra-óssea que ocorra pode ser facilmente estancada através do impacto do implante Disk e, em seguida, suturando o retalho e fechando-o. Em seguida, instruir o paciente para morder um pacote cirúrgico adequado durante 20 minutos. É efectuada uma incisão de retalho total médio-crestal na gengiva anexa para evitar sempre a hemorragia. Não devem ser efectuadas incisões verticais rectas no músculo. É mais aconselhável uma incisão de libertação horizontal ou angulada posterior ou anterior. Eleva-se cuidadosamente um retalho de espessura total para a língua e para a boca, tendo o cuidado de não danificar o periósteo.

Lesão do nervo mandibular

A lesão do nervo mandibular é o problema neurológico mais comum. O estiramento, a compressão, a ressecção parcial ou a transecção total durante a elevação do retalho ou os procedimentos de perfuração são as lesões mecanicamente associadas. A linha de incisão é de extrema importância. As incisões crestais devem permanecer sempre no meio da gengiva aderida para a colocação de implantes basais. O nervo pode ser afetado por alterações no fornecimento de sangue devido a hematoma local ou lesão térmica. Se isto ocorrer, a colocação do implante deve ser adiada. Um implante basal pode ser colocado após a resolução completa de todos os sinais locais. Se o doente continuar a queixar-se de dor e/ou anestesia no lábio inferior após 2 semanas de colocação do implante sem intercorrências, deve remover o implante e aguardar o alívio clínico total antes de tentar uma nova cirurgia de implante. Normalmente, são necessárias várias semanas para a cicatrização. Nunca esperar pela integração do implante se a nevralgia persistir.

Lesão do nervo lingual

O nervo lingual não é possível de identificar radiologicamente e pode durar anos, com recuperação limitada e inexequível. Este nervo pode ser lesado durante a extração dos terceiros molares inferiores. Os relatos comuns dos pacientes são parestesia e sensação de queimação na parte lateral da língua. Este tipo de lesão também foi registado em relação à colocação de implantes radiculares na área dos molares através da placa lingual. Esta complicação pode ser facilmente prevenida, evitando qualquer tipo de incisão de libertação na direção lingual. As incisões devem ser sempre crestais, com incisões de libertação vestibular. Os retalhos de espessura total no lado lingual devem ser elevados cuidadosamente com contacto contínuo e confortável com o osso. Durante a osteotomia lateral, um suporte de retalho deve ser fixado com segurança contra a placa óssea lingual exposta, uma vez que o nervo permanece no interior do retalho de mucosa total. Um retalho de espessura parcial nunca deve ser elevado nesta área altamente crítica.

Lesão do Infraorbital

Nervo A lesão deste nervo pode causar parestesia ou disestesia do lábio superior. O manuseamento cuidadoso do retalho de espessura total utilizando gaze esterilizada para empurrar os tecidos para trás pode evitar esta complicação. Durante a osteotomia, deve ser mantido um tubo de sucção de plástico rígido de grandes dimensões contra a tábua óssea vestibular, sob o forame do nervo infraorbitário.

Tratamento da nevralgia

As lesões nervosas ligeiras podem sarar espontaneamente em vários dias a vários meses. A extensão, o tipo de lesão e a irrigação sanguínea determinam o tempo de recuperação. Para o tratamento de lesões mais graves, são frequentemente recomendados medicamentos como a administração de clonazepam, carbamazepina, pregabalina ou piridoxina (vitamina B6). No caso de nevralgia aguda do nervo mandibular, a injeção de medicamentos específicos à volta do gânglio estrelado na zona cervical pode proporcionar alívio, mas a sua resposta é imprevisível. Como a nevralgia é difícil de tratar, a prevenção é obrigatória. Em situações complexas, o doente deve ser encaminhado para um centro especializado no tratamento da dor.

Fratura da mandíbula gravemente atrófica

Através de preparações múltiplas do local do implante, a resistência mecânica da mandíbula é reduzida. A fratura pode ocorrer no interior das preparações do local de implantação ou como resultado de infeção tardia, tensão excessiva e infeção tardia. Deve ter-se extremo cuidado quando se trata de uma mandíbula fina. A mandíbula fina é vulnerável a lesões térmicas e infecções devido à sua natureza cortical densa e ao fornecimento de sangue intraósseo extremamente pobre.

As fracturas mandibulares podem ser reduzidas através da injeção bilateral de Botox nos músculos temporal e masseter uma semana antes da cirurgia. Os pacientes são aconselhados a fazer uma dieta suave durante um mínimo de 45-60 dias para limitar o stress no maxilar durante o longo período de cicatrização. Devem ser utilizados implantes em forma de raiz de pequeno diâmetro, auto-roscantes e com discos, que requerem apenas uma única broca, em vez de implantes que requerem uma série de brocas.

Tratamento de uma fratura mandibular

As possibilidades de tratamento incluem:

O implante deve ser retirado imediatamente da zona fracturada. Devem ser colocados imediatamente implantes basais em forma de placa em ambos os lados, com uma ligação intra-oral rígida a implantes osseointegrados na zona mental. Deve ser utilizada uma prótese aparafusada como fixador externo rígido, de modo a obter uma estabilidade inicial. A estabilização da zona fracturada deve ser feita com miniplacas. O doente deve esperar vários meses antes de receber uma nova prótese. O doente deve ser instruído a manter uma dieta mole durante 45-60 dias. Situações graves podem exigir imobilização maxilo-mandibular com aparelhos intra-orais ou extra-orais especiais.

Maxila: Penetração do pavimento nasal e/ou do pavimento do seio nasal

As investigações pré-operatórias minuciosas, ou seja, a TC de feixe cónico ou um modelo estereolitográfico, devem fornecer ao dentista informações sobre o volume e a densidade óssea sob o pavimento nasal e o seio nasal. A ancoragem apical de um implante no osso denso do pavimento nasal ou no córtex do pavimento do seio é tecnicamente aceitável quando a altura e a densidade ósseas são menores, uma vez que proporciona estabilidade inicial sem quaisquer complicações. Quando a altura do osso é inferior a 7 mm, o implante pode ser inserido com segurança para evitar um enxerto ósseo. Pode ser efectuada uma elevação da membrana nasal e/ou uma elevação da membrana sinusal aquando da colocação do implante basal. Os materiais de substituição óssea e o PRF devem ser colocados entre a membrana e o implante.

Comunicação Oro-antral

As pequenas comunicações oro-antrais podem ser tratadas com um enxerto de pedículo palatino. As grandes comunicações requerem o encaminhamento do doente para um departamento maxilofacial ou de ORL para tratamento cirúrgico e encerramento com uma almofada de gordura pedicular. As grandes comunicações podem ocorrer devido à falha ou remoção de múltiplos implantes ou devido à falha do procedimento de elevação do seio maxilar.

Colocação incorrecta do implante basal

Quer seja o resultado de um planeamento inadequado, de um mau julgamento ou da perda de orientação espacial durante a cirurgia, os implantes basais são por vezes colocados em posições ou angulações que não são as ideais para o objetivo protético pretendido. Podem ser colocados demasiado para vestibular ou para labial. Podem colidir com os tecidos moles do lábio ou da bochecha. Quando colocadas demasiado para lingual na mandíbula, podem causar problemas durante a fala devido à irritação da mucosa fina, móvel e vulnerável do pavimento da boca. Isto pode dever-se ao facto de o osso ser localmente deficiente em volume ou densidade. É difícil manter uma higiene adequada e a saúde da mucosa, quando os implantes basais estão demasiado próximos uns dos outros. A colocação do implante demasiado para vestibular leva à exposição de parte do implante basal e a dificuldades na obtenção de um ambiente de tecido mole satisfatório e de um resultado cosmético aceitável. É necessário um suporte cortical inicial para os implantes basais, especialmente em osso de baixa densidade. Se o diâmetro do disco for inferior, é de esperar uma má adaptação óssea e perda de integração sob tensão excessiva, especialmente com osso tipo IV.

Colocação de implantes basais no seio

Este problema pode ser resolvido através de um planeamento pré-operatório cuidadoso, incluindo a investigação de feixe cónico 3D, a aplicação pré-cirúrgica de osseotensores de matriz óssea, o enceramento e a consulta conjunta com o protésico. A medição do osso com paquímetros num modelo estereolitográfico e a simulação 3D de feixe cónico permitem selecionar o diâmetro ideal da base para colocação no osso mais denso disponível. Em osso mole, deve ser utilizado o maior diâmetro possível. Se for observada uma pequena abertura no seio durante a osteotomia com uma fresa, a membrana do seio deve ser suavemente elevada, empurrando as membranas PRF e o material de substituição óssea através da abertura para o seio. O implante monodisco de maior diâmetro pode ser colocado com segurança, desde que a sua posição entre a placa vestibular e a placa palatina garanta uma ancoragem multicortical.

Complicações pós-operatórias

Gestão do inchaço, hematoma e dor pós-operatórios

Os melhores resultados são obtidos se aplicarmos um saco de gelo logo após a cirurgia. Quando necessário, pode ser administrado o regime de corticosteróides, ou seja

a) 60 mg de Solupred® por via oral no pós-operatório, mais 60 mg por via oral no dia seguinte à cirurgia e depois 60 mg por via oral no segundo dia após a cirurgia.
b) No caso de hematomas extensos, deve ser mantida a terapêutica antibiótica (amoxicilina 2 g/dia) até à resolução completa do problema.
c) Os analgésicos (paracetamol 1000 mg) e os anti-inflamatórios, bem como um saco de gelo, são os melhores meios para reduzir a dor após a cirurgia.

Abertura da linha de incisão

A principal razão para este problema é a sutura de tecidos moles com tensão durante a cirurgia. Deve ser efectuada uma incisão de libertação interna no periósteo com um bisturi ou uma escova macia, para evitar que a linha de incisão se abra devido à tração dos músculos, o que garantirá o posicionamento passivo dos retalhos na sutura. Isto é importante quando se utilizam implantes basais juntamente com aumento ósseo (GBR). Se a causa for o desenho da prótese provisória removível, esta deve ser amplamente modificada de modo a não exercer força na área de exposição do implante basal. O doente deve ser aconselhado a não usar a prótese durante 3 dias após a sutura e deve manter uma dieta suave durante 45-60 dias. Permitir que a ferida cicatrize por segunda intenção. O local deve ser lavado suavemente com água fisiológica

solução salina três vezes por dia.

Placa Subgengival Associada a Complicações Peri-implantares

A microbiota relacionada com implantes basais bem sucedidos e a relacionada com complicações peri-implantares são semelhantes às associadas à saúde e doença periodontal, respetivamente. As interações bactéria-hospedeiro sugerem que as medidas preventivas são benéficas para os pacientes com implantes basais osseointegrados. Por vezes, as medidas preventivas podem efetivamente resultar em mucosite peri-implantar e/ou peri-implantite. Os scalers de plástico e as taças de borracha são geralmente recomendados para a limpeza profissional de dentes naturais, mas devem ser evitados com implantes dentários "saudáveis" e sem cálculo.

Esta técnica de limpeza pode aumentar a contaminação ao abrir o selo biológico hemi-desmossómico entre a superfície de titânio altamente polida dos implantes e os tecidos moles circundantes. Isto pode causar o risco de formação de fístulas. Recomenda-se o desbridamento cirúrgico dos tecidos moles infiltrados e a remoção do pilar existente no caso de contaminação do pilar transgengival com formação de fístula, após o que deve ser instalado um componente transgengival novo e esterilizado.

Peri-implantite

A peri-implantite é pouco frequente (menos de 0,1%) com implantes basais, mesmo em pacientes periodontalmente comprometidos. O eixo maquinado e vertical dos implantes basais é mais estreito (aprox. 2 mm) do que os implantes convencionais do tipo parafuso. Esta caraterística minimiza o trauma iatrogénico no osso da crista alveolar. Em muitos casos, a cirurgia peri-implantar minimamente invasiva, incluindo a remoção de tecidos moles e o tratamento a laser, pode revelar-se útil.

Recuperação de um implante basal falhado

Um implante basal que não se integre devido a um erro na seleção do diâmetro da base ou a um mau posicionamento em osso esponjoso sem suporte multicortical inicial deve ser removido o mais rapidamente possível se for doloroso e tiver grande mobilidade. A remoção de um Diskimplant® não osteointegrado causa uma perda óssea mínima devido às pequenas dimensões da osteotomia. A pouca profundidade do osso utilizado para a ancoragem (normalmente 3-5 mm) favorece a cicatrização e reparação subsequentes e reduz o risco de lesões permanentes. A remoção traumática da secção do bloco deve ser evitada.

Quando necessário, os Diskimplants® podem ser retirados utilizando a mesma via lateral utilizada para a inserção:

a) Se a osteotomia inicial já tiver sido preenchida por tecido ósseo,
   - utilizar a fresa de titânio correspondente para reabrir o local em forma de T.
   - Pode ser utilizada uma broca de carboneto para reduzir a destruição óssea.
   - É utilizada uma tesoura de osso afiada para agarrar a base do Diskimplant®.

b) Se a osteotomia inicial em forma de T tiver sido preenchida por tecido fibroso em vez de osso, uma lâmina n.º 11 e uma broca de carboneto são suficientes para libertar o Diskimplant®.

c) Um piezótomo pode revelar-se útil para a recuperação de um implante basal falhado.

Manutenção e acompanhamento

Para uma manutenção bem sucedida dos implantes basais, são dadas instruções de higiene oral. O doente é aconselhado a evitar enxaguar, escovar e utilizar elixires durante 48 horas. O doente é aconselhado a evitar bebidas quentes durante 24 horas. São efectuados controlos profissionais regulares. É efectuada a manutenção mecânica dos componentes protésicos, como o reaperto dos parafusos, o recimento e o encerramento dos orifícios de acesso aos parafusos.

Problemas reversíveis como o afrouxamento do parafuso, fratura da resina ou da cerâmica, fratura do parafuso, etc., mucosite peri-implantar, remoção de cálculos, terapias com laser, podem ser realizados. A correção da oclusão traumática deve ser feita através da utilização de protectores noturnos. Os elementos fracturados, como a cerâmica, a resina, o parafuso de retenção da prótese, o parafuso do pilar de titânio, etc., devem ser substituídos. O doente é aconselhado a deixar de fumar.

Drogas

- Deve ser utilizado um colutório antimicrobiano ou deve ser efectuada uma irrigação.
- Antibióticos sistémicos selecionados de acordo com o teste de suscetibilidade.
- São também administrados anti-inflamatórios não esteróides.
- Tetraciclina
- Medicamentos para melhorar a reconstrução e a mineralização óssea

Problemas irreversíveis como problemas estéticos, de fala ou funcionais, fratura do implante ou do maxilar devem ser tratados. No caso de implantes basais falhados, está indicada a remoção do implante e a correção do defeito ósseo com biomateriais e membranas. É também efectuado um enxerto ósseo. Tratamento cirúrgico de grande porte, incluindo o encerramento de qualquer comunicação oro-antral. Retorno a uma prótese parcial ou total convencional. Colocação de um novo implante após um período de espera de pelo menos 1 ano para maxilares edêntulos extremamente atróficos.

As técnicas de prevenção primária e secundária são orientadas para o controlo da placa bacteriana pelo doente e pelo dentista. Para cuidados domiciliários regulares, a higiene oral pode ser assegurada com aparelhos do tipo Waterpik® e superfloss e/ou cuidados especiais peri-implantares utilizando peróxido de hidrogénio a 3% e cotonetes de utilização única. As escovas de dentes ficam contaminadas por bactérias e devem ser utilizadas para limpar apenas os dentes artificiais e as áreas peri-implantares onde existam, pelo menos, 2 mm de gengiva aderente peri-implantar. Nas regiões sem gengiva ou com muito pouca gengiva aderida, devem ser utilizados cotonetes de uma só utilização com peróxido de hidrogénio a 3% diluído em água quente para a limpeza diária dos perfis de emergência dos implantes. A solução de Dakin Cooper ou a clorexidina a 2% num cotonete de utilização única também é útil para evitar a inflamação local da mucosa. É necessária uma verificação anual do estado oclusal equilibrado para evitar problemas mecânicos.

Conclusão

Foram descritos muitos métodos para o tratamento do edentulismo total e parcial. Recentemente, o tratamento com implantes tornou-se o padrão de ouro para a substituição de dentes em falta, se existir osso adequado. Os casos de reabsorção grave do rebordo alveolar continuam a ser um desafio na implantologia dentária. A maxila posterior apresenta frequentemente uma altura óssea limitada e uma má qualidade óssea, o que compromete a estabilidade primária do implante. As várias desvantagens dos implantes crestais e a necessidade de procedimentos de aumento do rebordo nas áreas com um défice de altura óssea convenceram os implantologistas a desenvolver novos implantes que podem ser colocados utilizando a altura óssea disponível, denominados implantes basais.

O Dr. Stefan Idhe, em 1997, desenvolveu pela primeira vez os implantes basais laterais e modificou-os posteriormente, uma vez que não foram totalmente bem sucedidos. Os implantes basais obtiveram uma excelente ancoragem bi-cortical a partir do osso cortical. A vantagem dos implantes basais em relação aos implantes crestais reside no facto de serem implantes de uma só peça, proporcionarem uma ancoragem bi-cortical em cristas comprometidas, uma resistência eficaz à carga mastigatória, uma incidência reduzida de peri-implantite, um procedimento minimamente invasivo com uma prótese imediatamente carregada no prazo de 72 horas. O procedimento padrão para a colocação de implantes basais inclui uma cirurgia seguida de carga imediata, reduzindo assim o tempo, o custo e o stress para o paciente. O osso basal fornece osso cortical de excelente qualidade para a retenção destes implantes únicos e altamente avançados. As próteses suportadas por implantes corticobasais são uma modalidade de tratamento viável para a reabilitação de pacientes com traumatismos maxilofaciais, com uma taxa de sucesso e um nível de satisfação alegadamente elevados.

A diabetes, o tabagismo e a periodontite também foram identificados como factores de risco para a sobrevivência dos implantes crestais. No entanto, a implantologia corticobasal de carga imediata tem proporcionado resultados encorajadores com uma elevada taxa de sucesso.

Os implantes basais apresentam uma série de complicações como reação alérgica, periimplantite, risco de infeção, hemorragia intra-operatória, lesão das estruturas anatómicas vitais, fratura do osso, inchaço, dor pós-operatória, exposição do disco dos implantes, acumulação de placa subgengival e cálculo devido a prótese inadequada e osteólise por sobrecarga funcional. Apesar das várias vantagens dos implantes basais, as complicações ensombram a sua utilização no domínio da implantologia. Por conseguinte, é necessária mais investigação para ultrapassar estas complicações e proporcionar um tratamento melhor e mais eficiente para a reabilitação de rebordos edêntulos.

A procura da restauração da função e da estética dos pacientes desdentados manteve o ramo da implantologia no centro das atenções num passado recente. A medicina dentária moderna adaptou-se para restaurar as várias caraterísticas necessárias à função mastigatória e à ingestão adequada de alimentos. Os recentes avanços na investigação conduziram à substituição de implantes convencionais em situações complexas em que a altura, largura e volume ósseos são inadequados e em que há presença de estruturas anatómicas cruciais. Os implantes basais podem ser colocados evitando estruturas críticas, como o nervo alveolar inferior na mandíbula, e também ganham ancoragem utilizando as placas pterigóides na maxila para obter uma excelente estabilidade primária. A superioridade adicional dos implantes basais em relação aos implantes convencionais é o facto de serem realizados numa abordagem sem retalho, com um esforço cirúrgico mínimo, dor pós-operatória reduzida, inchaço e desconforto. Após a colocação dos implantes com uma ancoragem cortical, os pilares podem ser ajustados numa angulação de 15 graus relativamente ao eixo do implante com carga imediata da prótese. O sucesso dos implantes basais é também atribuído ao risco reduzido de infeção no pós-operatório.

Com a vasta gama de desenhos de implantes basais, tem sido um excelente modo de reabilitação para rebordos atrofiados que causam muitas complicações. Apesar dos vários benefícios e do sucesso registado, os implantes basais ganharam pouca confiança entre os implantologistas convencionais. Por conseguinte, é necessário efetuar mais investigação e desenvolvimento neste campo para provar a sua eficácia como substituto completo dos implantes convencionais.

Bibliografia

1. Antonina, I, Lazarov, A, Gaur, V, Lysenko, V, Konstantinovic, V & Grombkoto, G 2020, 'Consensus regarding 16 recognized and clinically proven methods and sub-methods for placing corticobasal® oral implants', *Ann Maxillofac Surg,* vol 10 pp.457-62.

2. Anuradha, M, Babaji, HV, Hiremath, NV, Usha VA, Kumar A, Nandkeoliar, T & Verma, S 2020, 'Assessment of basal implants in compromised ridges', *J Family Med Prim Care,* vol 9 pp.2067-70.

3. Aparicio, C, Manresa, C, Francisco, K, Claros, P, Alández, J, González-Martín, O & Albrektsson, T 2014, 'Zygomatic implants: indications, techniques and outcomes, and the zygomatic success code', *Periodontol 2000*, vol 66 pp.41-58.

4. Awadalkreem, F, Ahmad, AG, Ihde, S & Osman, M 2020, 'Effects of corticobasal implant protrusion inside the nasal and maxillary sinus', *Ann Maxillofac Surg,* vol 10 pp.114-21.

5. Awadalkreem, F, Khalifa, N, Ahmad, AG, Suliman, AM & Osman, M 2022, "Reabilitação oral de traumatismos maxilofaciais utilizando próteses fixas suportadas por implantes corticobasais: Uma série de casos", *Int J Surg Case Rep,* vol 100.

6. Chakranarayan, A, Soni, P, Kapri, A & Kumar, R 2020, 'Effectiveness of strategic corticobasal implants in the management of edentulism', *IP Ann Prosthodont Restor Dent,* vol 6 pp.77-86

7. Crispin, P, Agarwal, N & Kumar, A 2021, 'Pterygoid Implants-For Atrophic Posterior Maxilla: A Review Article', *TMU J Dent,* vol 8 pp.1-7.

8. Ebenezer, V, Balakrishnan & Kummar, A 2021, ' A Review On Basal Implants', *Nat. Volatiles & Essent. Oils,* vol 8 pp.154-163.

9. Garg, R, Mishra, N, Alexander, M & Gupta, SK 2017, 'Implant survival between endo-osseous dental implants in immediate loading, delayed loading, and basal immediate loading dental implants a 3-year follow-up', *Ann Maxillofac Surg,* vol 7 pp.237-44.

10. George, P & Kurtzman, GM 2022, 'Pterygoid Implants: Considerações

anatómicas e colocação cirúrgica", *J Osseointegr,* vol 14 pp.81-87.

11. Ghalaut, P, Shekhawat, H & Meena, B 2019, 'Reabilitação total da boca com implantes basais de carga imediata: Um relato de caso", *Natl J Maxillofac Surg,* vol 10 pp.91-4.

12. Gupta, AD, Verma, A, Dubey T & Thakur, S 2017, 'Basal Osseointegrated implants: classification and review', *Int J of Contemp Med Research,* vol 4 pp.2329-35.

13. Hassan, S, Dhadse, P & Mundada, BP 2023, 'Substituição de um único dente utilizando uma prótese fixa suportada por implante basal com carga imediata numa lesão hiperdensa: Um Relato de Caso", *Cureus,* vol 15 pp.1-10.

14. Ihde, S 2004, 'Principles of BOI: Clinical, Scientific and Practical Guidelines to 4-D Dental Implantology', *8 Tables: Springer Science & Business Media.*

15. Ihde, S 2009, 'Comparison of Basal and Crestal Implants and Their Modus of Application', *Smile Dental Journal,* vol 4 pp.36-46.

16. Ihde, S 2019, "Indicações e modalidades de tratamento com implantes maxilares corticobasais", *Ann Maxillofac Surg,* vol 9 pp.379-86.

17. Juodzbalys, G, Wang, HL & Sabalys, G 2011, 'Injury of the Inferior Alveolar Nerve during Implant Placement: a Literature Review', *J Oral Maxillofac Res,* vol 2.

18. Juodzbalys, G, Wang, HL & Sabalys, G 2011, 'Injury of the Inferior Alveolar Nerve during Implant Placement: a Literature Review', *J Oral Maxillofac Res,* vol 2.

19. Kosinski, TE & Skowronski, R Jr 2002, 'Immediate implant loading: a case report', *J Oral Implantol,* vol 28 pp.87-91.

20. Kumar, Kumar, Kumar, S, Singh, R, Vaibhav, V, Kedia, NB & Singh, AK 2020, 'Basal implants-A new era of prosthodontic dentistry', *IP Anns of Prosthodont Restor Dent,* vol 6 pp.1 -3.

21. Lazarov, AB 2021, "The impact of diabetes, smoking, and periodontitis on patients' oral health related quality of life after treatment with corticobasal implants - An evaluative study", *Ann Maxillofac Surg,* vol 11 pp.253-60.

22. Marripudi, M, Vadlamudi, A, Saikrishna, B, Gongura, H, Dev, SP & Mukta, S

2020, 'Single piece basal implants', *J Adv Med Dent Scie Res,* vol 8 pp.97-100.

23. Misch, CE 1999, 'Contemporary implant dentistry', *Implant Dentistry,* vol 8.

24. Nagarajan, A, Perumalsamy, R, Thyagarajan, R & Namasivayam, A 2014, 'Diagnostic Imaging for Dental Implant Therapy', *J Clin Imaging Sci.*

25. Nair, C, Bharathi, S, Jawade, R & Jain, M 2013, 'Basal implants -a panacea for atrophic ridges', *J of dent sci & oral rehab,* pp.1-4.

26. Niswade, G & Mishra, M 2017, 'Basal Implants- A Remedy for Resorbed Ridges', WJPLS, vol 3 pp. 565-72.

27. Omar, M, Eldibany, R & Melek, L 2020, "Avaliação de implantes dentários basais na mandíbula posterior", *Alexandria Dental Journal*, 2020, vol 45, pp. 45-49.

28. Patel, K, Madan, S, Mehta, D, Shah, SP, Trivedi, V & Seta, H 2021, 'Basal implants: An asset for rehabilitation of atrophied resorbed maxillary and mandibular jaw - A prospective study", *Ann Maxillofac Surg,* vol 11 pp.64 -9 .

29. Prasad, D & Mehra, D 2014, 'Recent advances, current concepts and future trends in oral implantology', *Indian Journal of Oral Sciences*, vol 5 p.55.

30. Prasad, S, Pandey, A & Bagchi, G 2018, 'Implantes basais: Uma modalidade de tratamento alternativa aos implantes dentários convencionais", *IDA, W.B.*, vol 34 pp.12-17.

31. Rathee, M, Malik, S, Jain, P & Kaushik S 2020, "Basal implants: an alternative treatment modality for geriatric patients-a case report" (Implantes basais: uma modalidade de tratamento alternativa para pacientes geriátricos - um relatório de caso), *J West Bengal Univ Health Sci*, vol 1 pp.85-9.

32. Scortecci, GM 2019, "Basal implantology", *Springer Nature Switzerland AG,* 2019.

33. Thakur, P, Kalra, T, Kumar, M, Bansal, A & Malik, S 2021, 'Basal Implant: A Remedy to Restore Resorbed Alveolar Ridges", *Dent J of Advance Studies,* vol 9 pp.61-5.

34. Vajdi, Mitra, G, Agrawal, N & Shukla, N 2023, 'An Evaluation of the Efficacy

and Acceptability of Basal Implants in Traumatically Deficient Ridges of the Maxilla and the Mandible', *Cureus* vol 15 pp.1-8.

35. Yadav, R, Sangur, R, Mahajan, T, Rajanikant, A, Singh, N & Singh, R 2015, 'Uma alternativa aos implantes dentários convencionais: Basal implants", *Rama Univ J Dent Sci,* vol 2 pp.22-8.

36. Yeshwante, B, Choudhary, N, Baig, N, Tated, G & Kadam P 2016, 'Basal osseointegrated implants', *Int J of Art & Humanity Sci,* vol 3 pp.01-08.

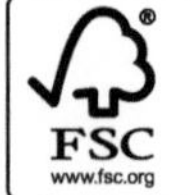

MIX
Papier aus verantwortungsvollen Quellen
Paper from responsible sources
FSC® C105338

Printed by Books on Demand GmbH, Norderstedt / Germany